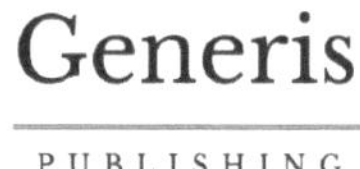

AF414293

DENUTRITION DE L'ADULTE HOSPITALISE A KINSHASA EN REPUBLIQUE DEMOCRATIQUE DU CONGO

KALONJI ILUNGA Israel, MD, MPH

&

BADIBANGA NTUMBA Patrice, MPH, PhD

CIP a Camerei Naționale a Cărții

BADIBANGA NTUMBA Patrice

Denutrition de l'adulte hospitalise a Kinshasa en Republique Democratique du Congo / Kalonji Ilunga, Badibanga Ntumba. – Chișinău : Generis Publishing, 2020 (Print on demand). – 66 p. : fig. color, tab.

Rez.: lb. engl., fr. – Referințe bibliogr.: p. 63-66 (50 tit.).

ISBN 978-9975-153-58-4.

613.24-053.8(672.4)

I-46

Cover image: www.pixabay.com

Generis Publishing

Online orders: www.generis-publishing.com

Orders by email: info@generis-publishing.com

Résumé

Objectifs : Dénutrition de l'adulte en milieux hospitalier est une thématique moins abordée par les politiques et les professionnels de santé en République Démocratique du Congo. En menant cette étude, il était visé de déterminer la prévalence de la dénutrition, le niveau d'utilisation des outils diagnostic et de suivi par les personnels soignants et d'évaluer les pratiques de soins en nutrition afin de dégager des recommandations.

Méthodes : L'étude est transversale et descriptive effectuée et conduite auprès 644 malades adultes hospitalisés dans les services de médecine interne et de chirurgie de 3 Hôpitaux de Kinshasa (RDC).

Résultats : Sur un total de 644 patients hospitalisés, 231 patients étaient dénutris, soit une prévalence de 36%. Cette dénutrition n'affecte pas différemment les cas en chirurgie et en médecine interne (p=0,842843) et ni selon le sexe masculin et le sexe féminin (p=0,781). La moyenne d'âge de patients dénutris était de 46.5 ± 13,82 ans. La tranche d'âge la plus représentée était celle de 40-49 ans (26,4 %). Le séjour hospitalier moyen était de 38±12.1 jours alors que 43,9% des patients avaient un séjour hospitalier entre 45-69 jours. Le stade II de dénutrition (16.0 – 16.9 de IMC) est le degré de sévérité le plus rencontré à l'admission et à la sortie avec respectivement 46,3 % et 40,7%. L'IMC moyen n'a pu fortement évoluer de l'admission à la sortie (de 16.22 ±1,80 Kg /m² à 16.3± 1.89 Kg /m² ; p=0,842376). La persistance de l'inflammation au cours du traitement (p<0.05), le déficit en protéines lié à l'action du catabolisme (p<0.05), l'absence de prise en charge nutritionnelle (95% de cas) n'ont permis d'induire une amélioration de l'état nutritionnel des patients suivis.

Malgré son ampleur, il n'existe pas des politiques ou stratégies sur la dénutrition en milieux hospitaliers ; elle est insuffisamment dépistée par les personnels soignants (8.7%) et les outils de dépistage et de suivi de dénutrition sont sous utilisés. L'IMC est utilisé seulement à 6.9% % et 94% des dossiers médicaux de malades ne portent pas d'informations nutritionnelles.

Perspective

La dénutrition constitue sérieux problème dans les hôpitaux et passe souvent inaperçue. Une attention politique du niveau national reste nécessaire en vue de l'inclure dans les politiques et stratégies nutritionnelles visant la promotion de la nutrition en milieux hospitaliers.

Mot-clefs : Dénutrition, adultes, hospitalisés.

Abstract

Objectives: The malnutrition of adults in hospitals is one of the topics less approached by politicians and health professionals. We wanted to determine the prevalence of malnutrition, the level of use of diagnostic and monitoring tools by nursing staff, and evaluate nutrition care practices in order to make recommendations.

Methods: A cross-sectional and descriptive study conducted from May 5 to September 5, 2016, in the services of internal medicines and surgery of 3 Hospitals of Kinshasa (Democratic Republic of the Congo). It involved 644 adult patients who met the inclusion criteria.

RESULTS: Out of a total of 644 hospitalized patients, 231 patients were undernourished, representing a prevalence of 36%. This undernutrition does not affect surgery and internal medicine cases differently (p = 0.842843) and there is no significant difference in undernutrition by sex (p = 0.781). The average age of malnourished patients was 46.5 ± 13.82 years. The most represented age group was that of 40-49 years (26.4%). The average hospital stay was 38 ± 12.1 days while 43.9% of patients had a hospital stay between 45-69 days. The undernutrition (16.0 - 16.9 BMI) is the most common severity level on admission and discharge with 46.3% and 40.7% respectively. The average BMI could not have changed significantly from admission to discharge (from 16.22 ± 1.80 Kg / m² to 16.3 ± 1.89 Kg / m²; p = 0.842376). The persistence of inflammation during treatment (p <0.05), the protein deficit linked to the action of catabolism (p <0.05), the lack of nutritional management (95% of cases) did not allowed to improve the nutritional status of the patients monitored.

Despite its magnitude, the nursing staff (8.7%) insufficiently detect it. All tools for undernutrition detection and monitoring are underused. BMI is used only at 6.9%% and 94% of patient medical records do not contain nutritional information. There is no policy or strategy for the detection and management of undernutrition in hospitals.

Conclusion

Malnutrition is common in hospitals. The creation of a cross-functional nutrition/patient feeding team, early systematic screening, adequate early nutritional support, awareness raising, and training of health personnel to reduce comorbidities, length of hospital stays and of hospital costs related to undernutrition.

Key-words: Undernutrition, adults, hospitalized

Liste des acronymes et abréviations utilisés

ANES   : Agence Nationale d'Accréditation et d'Évaluation en Santé
AVC   : Accident vasculaire cérébral
CHU   : Centre hospitalier Universitaire
CLAN   : Comité de liaison alimentation-nutrition
CRP   : Protéine C réactive
GHI   : indice global de la faim
H PR   : Hôpital provincial de référence
HAS   : haute autorité de la santé
HGR   : Hôpital général de référence
IMC   : Indice de masse corporelle
IR   : Insuffisance rénale
Kcal   : Kilocalorie
MH   : Méthyl histidine
MICS   : Enquête par grappes à Indicateurs Multiples
MNA   : Mini Nutritional Assessment
OIA   : Occlusion intestinale aigue
PEC   : Prise en charge
PIT   : Perforation intestinale typhique
PAM   : Programme alimentaire mondial
PRONANUT : Programme national de nutrition
RCUH   : Recto colite ulcero- hémorragique
RDC   : République démocratique du Congo
SIDA   : Syndrome d'immunodépression acquise
TBC   : Tuberculose
TNF   : Tumor necrosis factor
VS   : Vitesse de sédimentation

Table des matières

INTRODUCTION

Un état nutritionnel normal est un des éléments clés dans l'aptitude à surmonter une maladie grave. Les fonctions métaboliques, immunitaires et la composition de l'organisme sont entretenues chez l'adulte par un régime quotidien couvrant les besoins nutritionnels de base.

En cas de diminution des ingestas, d'augmentation des besoins, ou d'activation des processus à la réparation tissulaire, on observe une perte de tissus organiques. Ces déséquilibres définissant la dénutrition sont à l'origine d'une aggravation du pronostic vital des affections médicochirurgicales et d'une augmentation de la mortalité hospitalière.

L'évaluation de l'état nutritionnel est un préliminaire indispensable à la mise en place d'une thérapeutique nutritionnelle. En effet, l'introduction d'un soutien nutritionnel précoce et adapté est le gage d'une diminution des comorbidités, de la durée des séjours à l'hôpital et des coûts d'hospitalisation liés à la dénutrition.

1 CONTEXTE

1.1 EXPOSE DU PROBLEME

La dénutrition se caractérise par une mobilisation des réserves énergétiques dont l'importance varie en fonction de la durée et de l'amplitude du déséquilibre.

Les pertes tissulaires qui en résultent s'accompagnent d'une baisse des performances physiques, intellectuelles, immunologiques et d'une diminution des capacités d'adaptation et de résistance aux agressions, qu'elles soient physiques, toxiques, infectieuses ou psychologiques.

Les conséquences fonctionnelles de ces pertes tissulaires, surtout protéiques, sont telles que la mort survient lorsque les réserves énergétiques mobilisables sont déplétées, en l'absence d'intervention thérapeutique. (Analyse)

La dénutrition en milieu hospitalier est une endémie le plus souvent non reconnu. Il est un dénominateur commun d'un grand nombre de maladies chroniques. C'est un état de déséquilibre entre apports et besoins dans lequel on remarque une diminution des apports (« comportements de jeun ») et (ou) augmentation des besoins (« hyper métabolisme »). (CRMDM, 2003)

Son dépistage et l'évaluation du risque associé restent trop rarement réalisés dans l'institution hospitalière dans 20% de cas (Edwards SL, 2009). Pourtant la dénutrition a une prévalence de l'ordre de 35 à 65 % chez les malades hospitalisés; elle est plus faible, de l'ordre de 1 à 5 % chez les patients ambulatoires (Corish et al, 2000). De plus, 40% de patients sont déjà sous-alimentés lors de leur arrivée à l'hôpital, leur état nutritionnel se dégrade encore pendant leur séjour (Bach Ngohou et al,2008).

Elle entraîne une augmentation de la morbi-mortalité et cela de façon indépendante de la pathologie sous-jacente ou d'autres facteurs de risque comme l'âge (Corish et al, 2000). Elle peut être considérée comme une maladie en soi et pas seulement une complication de l'affection de base dont souffre un patient (Keys A et all, 1950). Elle diminue les capacités fonctionnelles, la qualité de vie des patients et retarde la cicatrisation (Melchior JC et al, 1998). Elle conduit à une dysfonction immunitaire et la perte d'autonomie, à une augmentation du risque d'infections respiratoires (Genton L et al, 2005). Elle génère sa propre morbidité, source d'augmentation de la durée d'hospitalisation, des coûts de santé (Crenn P, 2001). Il est démontré qu'à pathologie identique, un patient sévèrement dénutri coûte le double d'un patient non dénutri. (Ferry M, 1990).

Dans les hôpitaux européens et des États-Unis, 20 à 50% des patients hospitalisés sont dénutris ou courent un haut risque de l'être (Pirlich M et al. ,2003). En Suisse, 18% sont dénutris. (Keller U et all, 2007). Au CHU Vaudois, la prévalence de la dénutrition est de 26%.(G. Berthod et all, 2007). Au Brésil, la prévalence de la dénutrition globale est de 48.1% avec 12.6% de dénutrition sévère (Waitzberg *et al*, 2001). En Belgique, 30 à 40% des patients séjournant à l'hôpital sont susceptibles de souffrir de dénutrition (Ministre des Affaires Sociales et de la Santé Publique, 2005).

Dans les services, la dénutrition a une prévalence de 27 % en chirurgie générale, 36 % en médecine générale, 45 % en pneumologie, 39 % en chirurgie orthopédique et 43 % en gériatrie (Weinsier R., et al, 2009). Les personnes âgées sont plus vulnérables et la prévalence va de 50 à 60 % (Haute Autorité de Santé, 2007).

Pour renchérir, la dénutrition cause un surcoût allant de 260 € à 765 € pour un patient dénutri. En Belgique, le coût global attribué au facteur dénutrition pourrait atteindre 400 millions € par an (Ethgen et al ,2005). Les escarres de décubitus font partie des complications fréquentes qui génèrent des coûts importants. 3 à 11 % de patients auraient des escarres de décubitus causées par la dénutrition. Il coûte 2,5 fois plus cher de les guérir que de les prévenir, sans compter les coûts découlant de leurs complications (Ethgen et al ,2005).

Si l'existence d'une dénutrition importante est très souvent un indicateur de la gravité de l'affection responsable de l'hospitalisation, les carences qui en découlent peuvent contribuer à aggraver le pronostic. La dénutrition et le risque de dénutrition doivent être dépistés systématiquement à l'entrée en hospitalisation de façon à pouvoir mettre en place une prise en charge nutritionnelle précoce et adaptée (Haute Autorité de santé ,2007).

Paradoxalement, un grand nombre des pays en voie de développement ne disposent pas des données à ce sujet. Le problème de la dénutrition, son ampleur et ses multiples causes, est quasi absent de la politique de la santé et du bien-être. Il est gravement ignoré, même s'il est abondamment documenté dans la littérature scientifique et les statistiques Nord-Américaines.

La   RDC, malgré un indice global de la faim de 63 % et ses 5,4 millions de personnes en situation de crise alimentaire aiguë (PRONANUT, 2013), n'assure pas une alimentation hospitalière aux patients. Elle consacre 9 % de son budget à la santé, au 43ème rang sur 45 pays africains. 52 % des habitants de Kinshasa ont accès à des soins de santé et en milieu hospitalier, 21 % des malades ne reçoivent aucun traitement (office fédéral des migrations suisse, 2014). C'est dans les conditions socio-économiques très difficiles que les malades fréquentent les hôpitaux dont la majorité a une pénurie criante de moyens thérapeutiques et diagnostiques.

Ne pas nourrir un patient coute plus cher que le nourrir : un patient précocement est correctement nourri fera moins de complications, nécessitera moins de médicaments et sera moins longtemps hospitalisé au bénéfice d'une meilleure qualité de vie et d'un moindre cout pour le système de protection sociale qu'un patient dont la dénutrition aura été ignorée (Tucker, Nutr Rev. 1996 ; 54 :111-21).

Une politique nationale de nutrition fut élaborée en 2000 par le Ministère de la santé publique et révisée en 2013 sous la coordination de la Primature. Cependant, cette politique n'accorde pas une attention particulière à l'alimentation des malades hospitalisés. (RDC, 2000 et RDC, 2013). Le système sanitaire de la RDC ne fait pas une surveillance épidémiologique de la dénutrition en milieux hospitaliers. De nos jours, les politiques et les stratégies d'interventions relatives à la dénutrition de patients en milieux hospitaliers sont inexistantes, dénotant la fragilité de ce système.

Le protocole de prise en charge de la malnutrition aiguë de la RDC fut élaborée pour la première fois en 2002. Elle a été révisée successivement en 2008 et en 2016. Il centre ses objectifs sur le programme de réhabilitation nutritionnelle et essentiellement des enfants de moins de 5 ans. La question de la dénutrition hospitalière n'y est pas abordée. (RDC, 2016)

L'absence d'une bonne coordination de soins et de l'inclusion nutrition-alimentation des patients hospitalisés dans le paquet d'activités médicales, permettent d'observer une inadéquation entre les besoins nutritionnels des patients, et l'offre de soins. En outre, deux patients sur trois renoncent aux services de santé en RDC car ils « ne sont pas disponibles ou de mauvaise qualité » ou « faute de moyens d'y accéder » selon l'Organisation mondiale de la santé (OMS, 2013).

L'étendue et l'acuité des problèmes que posent la dénutrition et ses conséquences méritent d'être clarifier aux tours de cinq problématiques différentes : le dépistage de dénutrition, l'évaluation de l'intensité de celle-ci, le traitement ; l'organisation et les pratiques de soins en nutrition. Pour ce faire, suite à des contraintes de temps, notre analyse se limitera aux hôpitaux de la ville de Kinshasa.

1.2 JUSTIFICATION DU THEME

1.2.1 Motivation et intérêt du sujet

Le sujet présente son intérêt pour plusieurs raisons.

D'abord, les procédures diagnostiques et thérapeutiques étant trop souvent le parent pauvre dans la pratique clinique courante et perçues comme secondaire à la maladie à l'origine de l'hospitalisation. Nous avons estimé par ce travail qu'il est important d'instiguer l'introduction de nouvelles habitudes de soins parmi lesquelles le dépistage et la prise en charge nutritionnelle seraient systématique, et précoce pour améliorer la qualité de vie de patients.

En plus, nous avons jugé nécessaire de mener un plaidoyer visant l'élaboration des politiques et des stratégies d'interventions à mettre en œuvre systématiquement chez tout malade hospitalisé. Cela pour naturellement susciter un nouvel élan dans la lutte contre cette maladie par la détermination de son ampleur ainsi que l'identification de certaines insuffisances que comporte l'action des prestataires.

Enfin, cette étude constitue une opportunité de réflexion et de prise de conscience des professionnels de santé et de décideurs politiques.

1.2.2 Pertinence du sujet.

Face au manque et à l'absence de travaux antérieurs sur la dénutrition hospitalière des adultes en RDC, cette étude offre l'avantage de guider sous peu un bon nombre de chercheurs sur la dénutrition. Eu égard aux évidences qui seront générées, des interventions nutritionnelles ultérieures de la RDC pourront se baser sur les résultats et les recommandations de ce travail en vue d'améliorer les conditions des patients et de leur prise en charge.

1.3 QUESTIONS DE RECHERCHE

Vue l'absence de données épidémiologiques sur la dénutrition des adultes à l'échelle nationale et de politiques nutritionnelles et d'alimentation en milieux hospitaliers, nous avons eu un important de comprendre l'étendue et le spectre de la dénutrition dans les structures hospitalières. A cet effet, nous nous sommes posés deux questions principales ci-après :

- Quelle est la prévalence hospitalière de la dénutrition dans les hôpitaux de Kinshasa ?
- Quelles sont les pratiques médicales en nutrition ?

1.4 HYPOTHESES DE LA RECHERCHE

En tentant d'anticiper les réponses, nous avons formulé les hypothèses suivantes :

- H1 : La prévalence hospitalière de la dénutrition est elevée et passe inaperçue dans les hôpitaux de Kinshasa ;
- H2 : En matière des pratiques médicales : la dénutrition est rarement dépistée; suivie et prise en charge par les professionnels de santé et partant tous les outils de dépistage sont sous utilisés.

1.5 OBJECTIFS DE L'ETUDE

1.5.1 Buts de l'étude

Contribuer à l'amélioration de l'état nutritionnel des patients en milieux hospitaliers

1.5.2 Objectif général

L'objectif poursuivi par cette étude est de susciter la mise en place des politiques nutritionnelles et alimentaires dans les milieux hospitaliers.

1.5.3 Objectifs spécifiques

- Déterminer la prévalence la dénutrition en milieux hospitaliers ;
- Déterminer les outils diagnostic et de suivi utilisé par les personnels soignants ;
- Evaluer les pratiques de soins en nutrition.

2 REVUE DE LITTÉRATURE ET CADRE CONCEPTUEL

2.1 CADRE CONCEPTUEL

Les variables indépendantes de notre étude sont les facteurs de risque de la dénutrition. Elles sont de plusieurs ordres, allant de facteurs organisationnels de soins, aux caractéristiques des patients et maladies mais aussi bien à l'environnement.

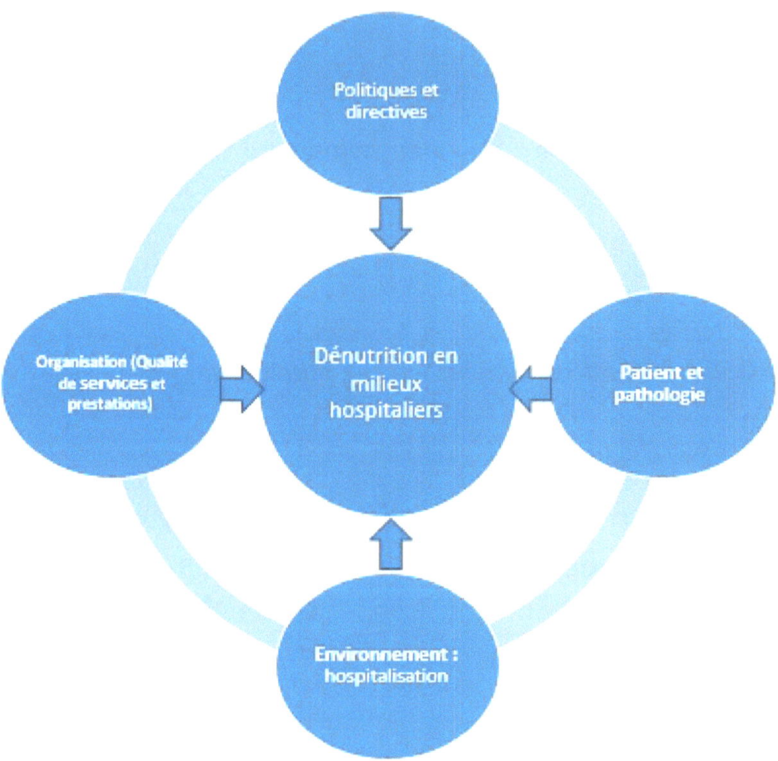

Figure I : Cadre conceptuel de l'étude

2.2 LA DENUTRITION HOSPITALIERE

2.2.1 Définition

La dénutrition est un état de déficit en énergie, en protéine, ou en n'importe quel macro ou micronutriment spécifique, produisant un changement mesurable des fonctions corporelles et/ou de la composition corporelle associée à une aggravation du pronostic des maladies. (Kotler, 2000).

Elle augmente la morbi-mortalité. Elle résulte d'une malnutrition, qui correspond à des apports inférieurs aux besoins en protéines et/ou en énergie, et à l'origine d'une perte tissulaire qualitative et quantitative.

Les situations d'agression, et les modifications métaboliques qui en résultent, conduisent presque toujours à une perte tissulaire protéique, par augmentation des besoins essentiellement du fait d'un hyper-catabolisme. (UMVF)

2.2.2 Etiologie *(Kotler, 2000).*

Tableau I : Etiologie de la dénutrition

Dénutrition exogène	Carence d'apport	Anorexie mentale ; Malnutrition ; Malabsorptions (maladies intestinales ou insuffisance pancréatique exocrine) ; isolement social, insuffisance de ressources ; personnes âgées ;
		Réduction des apports dites anorexiantes au cours de : Cancer (dysphagie) ; pathologies chroniques ; thérapeutiques lourdes telles la chimiothérapie, la radiothérapie ou de la chirurgie.
Dénutrition endogène	Maladies inflammatoires, infectieuses et atteintes neuropsychiatriques	Maladies infectieuses aigues sévères et chroniques; Cancers; Maladies auto-immunes ; Vascularites ; souffrances cérébrales, dépressions, syndromes algiques, Alzheimer…
	Fuites	Cutanées: Escarres ; Troubles trophiques Ulcères variqueux ; Brûlures…
		Rénales: Néphroses ; Hémodialyse
		Intestinales: Lymphangiectasies; Entérites …
	Défaut de synthèse	Insuffisance hépatocellulaire ; Cirrhose ; Carcinome hépatocellulaire
	destruction tissulaire	infarctus, AVC, TCE, crush syndrome…
	défaillance d'organes	Cardiaque, respiratoire; mésentérique; polytraumatisme.

2.2.3 Physiopathologie.

On distingue deux mécanismes qui sont à l'origine de la dénutrition: la carence d'apports et l'hyper métabolisme.

Dénutrition par carence d'apport

C'est un mécanisme exogène. Il intervient en cas de jeune total, de type grève de faim, et lorsque les réserves lipidiques et en glycogène sont épuisées. On observe alors une mobilisation (protéolyse) importante des protéines des muscles squelettiques pour la néoglucogenèse, qui aboutit à une dénutrition et ses conséquences (Avignon et al, 2001).

Dénutrition par hyper métabolisme

C'est un mécanisme endogène. L'hyper métabolisme par des réactions immuno-neuro- endocriniennes, la sécrétion de facteurs cachéctisante (TNFα et d'interleukines) constituent le fond du mécanisme d'installation de la dénutrition (Mac Clave et all, 1992)

2.2.4 Conséquences (Detsky et al, 1987) :

Les conséquences de la dénutrition peuvent être résumées en points essentiels suivants :

- Défaut de cicatrisation

- Immunodépression : l'infection favorisée par la malnutrition contribue à générer un cercle vicieux qui majore le trouble nutritionnel.

- Altération des fonctions musculaires et intellectuelles : Défaillance musculaire respiratoire ou cardiaque, Altération des fonctions intellectuelles, irritabilité et dépression

- Aménorrhée (par hypogonadisme central), hypothermie, hypoglycémie,

- Troubles ostéo-articulaires : des fractures du col de fémur, ostéoporose et ostéomalacie favorisées par la diminution conjointe des apports en protéines, en calcium et en vitamine D.

- Modification des compartiments de l'organisme : il existe une inflation de 15% du secteur extracellulaire. L'eau totale augmente proportionnellement à la perte de protéines.

- Accidents médicamenteux. : La malnutrition est responsable d'un effondrement du taux d'albumine circulante. Ainsi, les médicaments qui ont une affinité élevée pour l'albumine voient leur fraction libre augmenter.

- Des atteintes des lignées sanguines : L'Anémie, leucopénie, thrombopénie, voire pancytopénie sont la conséquence de carences en micronutriments, notamment en fer, folâtres, vitamines B12, cuivre (Zazzo et al ,2003).

- Augmentation de la morbidité et de la mortalité : La malnutrition majore de 2 à 6 fois la mortalité infectieuse chez les personnes âgées (Ferry et al, 2007).

- Augmentation des coûts de prise en charge des pathologies : par l'augmentation de la fréquence des pathologies aiguës, ou de la décompensation des pathologies chroniques. La dénutrition augmente la consommation médicale (consultations, hospitalisations multiples, médicaments). Chez les patients hospitalisés, la dénutrition augmente la durée moyenne de séjour notamment, par complications infectieuses (infections nosocomiales) (Zazzo et al 2003).

2.2.5 Diagnostic

La dénutrition est évoquée dans les circonstances qui sont résumées au tableau II.

Tableau II : Diagnostic de de la dénutrition

	Âge 18-70 ans		Âge ≥ 70 ans	
	Dénutrition modérée	Dénutrition sévère	Dénutrition modérée	Dénutrition sévère
Perte de poids	- ≥ 10 % en 6 mois - ≥ 5 % en 1 mois	- ≥ 15 % en 6mois - ≥10 % en 1 mois	- ≥ 10 % en 6 mois - ≥ 5 % en 1 mois	- ≥ 15 % en 6mois - ≥10 % en 1 mois
IMC	≤ 18.5 kg/m²	≤16 kg/m²	≤ 21 kg/m²	≤ 18 kg/m²
albumine	< 30g/l	< 20g/l	< 35g/l	< 30g/l
préalbumine	< 110 mg/l	< 50 mg/l	< 110 mg/l	< 50 mg/l
MNA	-		≤17 (/30)	-

Source : Haute Autorité de Santé, 2003

2.2.6 Prise en charge

Le traitement de la dénutrition est à la fois étiologique, préventif, et celui de l'état de dénutrition lui-même. La prise en charge dépend de la situation clinique globale, des comorbidités, des traitements en cours, de la dépendance, du contexte socio environnemental, de l'espérance de vie, de la qualité de vie. Tous les facteurs pouvant contribuer à aggraver le statut nutritionnel doivent être adressés.

Prévention

La prévention de la dénutrition consiste, au dépistage, à l'évaluation et à la surveillance de l'état de dénutrition, en d'une supplémentation nutritionnelle au besoin, voire une éducation thérapeutique axée sur les bonnes pratiques alimentaires. Elle suppose alors, outre le traitement de la maladie sous-jacente, le traitement de la douleur et une prise en charge nutritionnelle optimale.

Supplémentations

Les besoins nutritionnels peuvent varier d'un sujet à un autre au cours de temps.

- L'apport énergétique est de 30 à 40 kcal/kg/j ;
- *Les apports en lipides sont de* 0,5 à 1,5 g/kg/j sans dépasser 2g/kg/j ;
- *Les apports en p*rotides sont de 1 à 1,5 g/kg/j, soit 0,2 à 0,3 g d'azote par kg/jour : le rapport énergie/azote kg/jour doit être entre 100 et 200 ;
- *Les apports Hydriques doivent être s*upérieurs à 1,5 l/j évaluation 30 ml/kg/jour et adaptés à la pathologie, aux pertes (drains) et à la diurèse.
- *Les apports en électrolytes doivent être a*daptés à la pathologie, aux pertes (drains) et à la diurèse. Assurer une surveillance biologique adaptée du sang et des urines.
- Supplémenter le patient par des solutions multivitaminées et multi élémentaires (HAS, 2007).

Choix de la méthode d'assistance nutritionnelle

Le choix de la voie et de la méthode employée (orale, entérale ou parentérale) est fonction de la gravité de la dénutrition et de l'existence de troubles digestifs.

Pour la supplémentation orale, il est possible d'augmenter les apports en énergie et en protéines en:

- enrichissant les plats en protéines et calories (fromages, jambon, matières grasses) et ne pas limiter la consommation de produits gras, sucrés et riches en protéines.

- utilisant des suppléments nutritifs oraux industriels (en général, 1 à 2 kcal/ml et riches en protéines).

L'alimentation entérale est possible que si le tube digestif est fonctionnel. Les indications en sont les troubles sévères du comportement alimentaire, troubles de la déglutition, pathologie de l'œsophage

Enfin, la supplémentation parentérale est utilisée lorsque le tube digestif n'est pas fonctionnel (iléus complet, intestin court, nausées/vomissements sévères). Les inconvénients de la nutrition parentérale sont les risques infectieux, et le coût élevé (Desport et al, 2006).

2.3 EVALUATION NUTRITIONNELLE DE PATIENTS

Elle passe par trois étapes : l'examen clinique, les mesures anthropométriques et les examens biochimiques.

2.3.1 L'examen clinique

L'examen clinique commence par l'interrogatoire qui précise les signes fonctionnels : l'amaigrissement, le visage terne, triste, apathique, globes oculaires saillants ; fonte du tissu adipeux sous-cutané ; fonte musculaire ; œdèmes des membres inférieurs, peau sèche ou desquamante ; glossite ; stomatite ; œsophagite ; troubles gastro-intestinaux (Jacotot et al 2003).

2.3.2 Méthodes anthropométriques

Le poids

Il s'exprime en kilogramme. Le poids exprime l'état des réserves énergétiques de l'organisme (Shetty et al ,1994). La formule du poids idéal la plus utilisée est la formule de Lorentz (Spyckerelle et al, 1984).

- Chez les femmes : Poids idéal (kg) = taille (cm) - 100 - [taille (cm) - 150] / 2,5.

- Chez les hommes : poids idéal (kg) = taille (cm) - 100 - [taille (cm) - 150] / 4.

Taille

La mesure de la taille permet de calculer l'indice de masse corporelle (IMC). La taille est mesurée à l'aide d'une toise.

Chumlea et al ont développé les formules suivantes :

Chez la femme : taille (cm) = 84,88 - 0,24 x âge (années) + 1,83 x taille de la jambe (cm) ;

Chez l'homme : taille (cm) = 64,19 - 0,04 x âge (années) + 2,03 x taille de la jambe (cm). (Chumlea et al ,1985)

Indice de masse corporelle ou indice de Quételet

Il est calculé sur la base de la formule IMC=Poids /Taille ^{2} et exprimé par *kg/m²*

Tableau III : Les limites de l'IMC proposées par l'OMS (Bailey et al ,1995) :

Indice de masse corporelle (kg/m²)	Etat nutritionnel
<10.0	Dénutrition grade V
10,0 – 12,9	Dénutrition grade IV
13,0 - 15,9	Dénutrition grade III
16,0 – 16,9	Dénutrition grade II
17,0 - 18, 4	Dénutrition grade I
18,5 – 24,9	Normal
$\geq$ 40,0	Obésité grade III
35,0 – 39,9	Obésité grade II
30,0 – 34,9	Obésité grade I
25,0 - 29,9	surpoids
18,5 - 24,9	Normal

Perte de poids

Une perte de poids est une donnée très utile pour évoquer une dénutrition. Elle est exprimée en kilos ou en pourcentage. Actuellement, il y a dénutrition avérée quand la perte de poids atteint 10 % du poids habituel.

Perte pondérale (%) = (poids habituel - poids actuel) x 100

Poids habituel

Les indices de gravité d'une perte de poids sont ci-après:

- Perte de > 2% en 1 semaine ;

- Perte de > 5% en 1 mois ;

- Perte de > 7,5% en 3 mois ;

-    Perte de > 10% en 6 mois.

Mesure du pli cutané tricipital

La mesure des plis cutanés, en particulier du pli cutané tricipital, est utilisée pour identifier une dénutrition. En revanche, les seuils utilisés peuvent varier du simple (=2,5 mm chcz l'hommc ct =3 mm chez la femme à plus du quadruple (11,3 mm chez l'homme et 14,9 mm chez la femme, selon les populations et les tranches d'âge étudiées (Tan et al ,1992).

La circonférence musculaire brachiale (CMB)

La CMB (20 à 23 cm chez la Femme et 25 à 27 chez Homme), n'est pas considérée par les professionnels comme un outil simple d'évaluation diagnostique de l'état nutritionnel pouvant être mis en œuvre chez tous les adultes hospitalisés.

2.3.3 *Les marqueurs biochimiques et biologiques*

Véritable enjeu de santé publique, la dénutrition protéino-énergétique touche 5% des personnes de plus de 65 ans en ville et atteint 20% à 60% des personnes en institution. Cette population est la plus directement concernée par la malnutrition qui engage parfois le pronostic vital et nécessite une prise en charge spécifique.

Cependant, que cette prise en charge soit préventive ou curative, elle doit se fonder sur des marqueurs précis. Ces outils doivent être simples, spécifiques, sensibles et peu coûteux. (T. Cudennec & al, 2003)

L'évaluation de l'état nutritionnel fait partie de l'examen clinique du sujet âgé. Elle est indispensable à l'élaboration d'une stratégie thérapeutique. Cependant, cette évaluation ne peut être le fait d'un seul outil car aucun n'a suffisamment de sensibilité et de spécificité pour permettre le diagnostic du type et de la sévérité de la dénutrition. L'ensemble de ces marqueurs doit permettre de savoir si le patient est dénutri, quel est son type de dénutrition, et enfin quelle en est son intensité. (T. Cudennec & al, 2003)

a) Marqueur plasmatiques

Les protéines nutritionnelles sériques sont au nombre de quatre : l'albumine, la transthyrétine ou préalbumine, la transferrine et la protéine vectrice du rétinol.

Albumine

Elle est Synthétisée par le foie, catabolisé par le tractus digestif et l'endothélium vasculaire avec une demi-vie de l'ordre de 21 jours. L'albuminémie varie normalement entre 35 et 50 g/l. Une albuminémie inférieure à 30 g/l est le signe d'une dénutrition protéique chronique et sévère, en l'absence d'autres pathologies pouvant expliquer cette hypo albuminémie.

La malnutrition est modérée lorsque l'albuminémie est < 35 g/l, elle est sévère lorsque l'albuminémie est < 30 g/l et qu'elle est grave lorsque l'albuminémie est < 25 g/l. En dehors d'une dénutrition, il existe plusieurs causes de baisse de l'albuminémie au premier rang desquelles arrive le syndrome inflammatoire. L'albumine doit être interprétée en fonction du taux sérique de la CRP. (Ferry et al, 2002).

La transthyrétine ou préalbumine

C'est une des protéines vectrices des hormones thyroïdiennes. Elle a une demi-vie plus courte de 2 jours. Elle est synthétisée par le foie et ses taux sériques varient normalement entre 250 et 350 mg/l. Une valeur inférieure à 110 mg/l indique une dénutrition modérée et un taux inférieur à 50 mg/l une dénutrition sévère.

D'autres pathologies peuvent induire une baisse de la transthyrétine : insuffisance hépatocellulaire, syndrome néphrotique ou hémodilution. Le syndrome inflammatoire constitue une cause fréquente d'hypotransthyrétinémie nécessitant le dosage concomitant d'une protéine inflammatoire (CRP) pour interpréter correctement son taux sérique (Ferry et al, 2002).

La protéine vectrice du rétinol

La protéine vectrice du rétinol est présente à des concentrations sériques comprises entre 45 et 70 mg/l avec des variations importantes liées au sexe et à l'âge. Sa synthèse est inhibée en cas d'insuffisance d'apport en tryptophane, zinc, azote et rétinol. Sa concentration sérique diminue aussi en cas de dénutrition.

La transferrine

La transferrine sérique normale varie entre 2 et 4 g/l, elle pourrait être utile comme marqueur de la dénutrition chez l'obèse. (Institut National de la Santé et de la Recherche Médicale, 1999).

Le taux de lymphocytes

Selon Shenkin *et al,* en l'absence d'autres perturbations hématologiques, une concentration de lymphocytes circulants < 1 500 / mm3 (valeurs normales : 2 000 à 3 500 / mm^3) orienterait vers une dénutrition (International Federation of Clinical Chemistry, et al 1996).

*L'*insulin-like growth factor-1 *ou la somatomédine -C*

Le mécanisme de la diminution plasmatique lors de la dénutrition est mal connu. L'IGF-I ne peut être considéré comme un outil simple d'évaluation de l'état nutritionnel.

b) Marqueurs urinaires

La créatininurie

Les valeurs usuelles de la créatininurie, chez l'adulte âgé de 20 ans sont chez l'homme de 9 à 18 mmol / 24 h; et chez la femme de 8 à 16 mmol/24 h (Thérond ,1994).

La baisse de l'excrétion urinaire de la créatinine témoignerait donc d'une diminution de la masse maigre. Mais ne peut être considéré comme un outil diagnostique simple de la dénutrition à l'hôpital.

La 3-méthylhistidine urinaire

L'excrétion urinaire de la 3-*Methylhistidine* est un marqueur du catabolisme protéique. Ce n'est pas un marqueur de la dénutrition en dehors des situations d'agression aiguë et son dosage, par ailleurs complexe à réaliser en pratique, reste du domaine de la recherche clinique. Aucune valeur seuil ne peut être proposée en l'état actuel des connaissances (Institut National de la Santé et de la Recherche Médicale 1999).

c) Les index nutritionnels

Divers indices associant des marqueurs biologiques à des paramètres cliniques ou anthropométriques ont été mis au point dans le but d'augmenter la spécificité et la sensibilité des différents marqueurs pris isolément.

Index de Busby ou L'indice de risque nutritionnel (Nutritional Risk Index - NRI)

La NRI est un outil de dépistage de la dénutrition et de son risque qui, recommandé en péri-opératoire et chez les malades en état d'agression. Son but était de mieux évaluer l'état nutritionnel de ces patients et de discriminer ceux qui étaient particulièrement à risque de développer des comorbidités liées à leur mauvais état nutritionnel

NRI=1,519 X albuminémie (g/l) + [0,417 X (poids actuel [kg] / poids usuel [kg]) X 100]

Le statut et le risque nutritionnels sont classés en fonction des valeurs du NRI :

- NRI supérieur à 100 : le patient n'est pas dénutri et son risque nutritionnel est nul ;

- NRI compris entre 100 et 97,5 : le patient est faiblement dénutri et son risque nutritionnel n'est pas important ;

- NRI est compris entre 83,5 et 97,5 : le patient est modérément dénutri et le risque de développer des comorbidités liées à la dénutrition est modéré ;

- NRI est inférieur à 83,5 : le patient est alors considéré comme sévèrement dénutri et son risque nutritionnel est élevé justifiant une attention particulière sur le plan nutritionnel (Busby et al ,1988).

L'index pronostique inflammatoire et nutritionnel (Prognostic Inflammatory and Nutritional Index - PINI)

PINI= CRP (mg/l) x orosomucoïde (mg/l)

Albumine (g /l) x préalbumine (mg/l)

5 Classes de risque (de complications) de dénutrition ont été définies pour l'interprétation du PINI :

- PINI < 1 : patients non infectés ;
- PINI compris entre 1 et 10 : risque faible ;
- PINI compris entre 11 et 20 : risque modéré ;
- PINI compris entre 21 et 30 : risque élevé ;
- PINI > 30 : risque vital.

L'index nutritionnel pronostique (Prognostic Nutritional Index - PNI)

Cet index est calculé à partir de la mesure du pli cutané tricipital, des dosages de l'albuminémie, de la transferrinémie et du résultat d'un test d'hypersensibilité retardée. Estimant le risque de complications postopératoires, l'index nutritionnel pronostique est peu utilisé pour l'évaluation de l'état nutritionnel.

Index de Detsky ou Subjective Global Assessment, (SGA) :

Indice de Detsky

D'après : FNCLCC. Bonnes pratiques diététiques en cancérologie : dénutrition et évaluation nutritionnelle. Nutr Clin Métabol 2002;16:97-124.

A.	**Histoire**

1. Perte de poids en 6 mois : .... kg ; .... % poids de forme
Evolution des 2 dernières semaines :
         |__| prise de poids
         |__| poids stable
         |__| perte de poids

2. Modification de la prise alimentaire (*versus ingesta* habituels) :
|__| pas de modification des apports
|__| modifications ; si oui, depuis combien de temps   (semaines)
Type : |__| diète solide sous-optimale
           |__| diète liquide exclusive
           |__| liquides hypocaloriques
           |__| apport oral nul

3. Troubles digestifs (durée supérieure à 2 semaines) :
|__| aucun
|__| nausées
|__| vomissements
|__| diarrhées
|__| anorexie

4. Capacités fonctionnelles :
|__| normales
|__| perturbées   durée   (semaines)
     Type : |__| travaille de façon sous-optimale
             |__| garde quelques activités, gêne importante
             |__| reste au lit le plus souvent

5. Affection causale : spécifier ....
Dépense énergétique attendue :
|__| normale
|__| un peu augmentée
|__| nettement augmentée
|__| très augmentée

B.   **Examen clinique**
(Pour chaque item, précisez : absent = 0 ; modéré = 1 ; net = 2 ; sévère = 3)
.... perte de masse grasse (plis cutanés tricipital et thoracique)
.... perte musculaire (quadriceps, deltoïde)
.... œdèmes chevilles
.... œdèmes sacrés
.... ascite

C.   **Rang** *(en sélectionner un seul)*
.... A : dénutrition absente
.... B : dénutrition modérée ou potentielle
.... C : dénutrition sévère

Mini Nutritional Assessment
MNA®

**Nestlé
Nutrition Institute**

Nom : ___________________________   Prénom : ___________________________

Sexe : ______   Age : ______   Poids, kg : ______   Taille, cm : ______   Date : ______

Répondez à la première partie du questionnaire en indiquant le score approprié pour chaque question. Additionnez les points de la partie Dépistage, si le résultat est égal à 11 ou inférieur, complétez le questionnaire pour obtenir l'appréciation précise de l'état nutritionnel.

Dépistage

A   Le patient présente-t-il une perte d'appétit? A-t-il moins mangé ces 3 derniers mois par manque d'appétit, problèmes digestifs, difficultés de mastication ou de déglutition ?
0 = baisse sévère des prises alimentaires
1 = légère baisse des prises alimentaires
2 = pas de baisse des prises alimentaires   ☐

B   Perte récente de poids (<3 mois)
0 = perte de poids > 3 kg
1 = ne sait pas
2 = perte de poids entre 1 et 3 kg
3 = pas de perte de poids   ☐

C   Motricité
0 = au lit ou au fauteuil
1 = autonome à l'intérieur
2 = sort du domicile   ☐

D   Maladie aiguë ou stress psychologique au cours des 3 derniers mois?
0 = oui   2 = non   ☐

E   Problèmes neuropsychologiques
0 = démence ou dépression sévère
1 = démence légère
2 = pas de problème psychologique   ☐

F   Indice de masse corporelle (IMC) = poids en kg / (taille en m)²
0 = IMC <19
1 = 19 ≤ IMC < 21
2 = 21 ≤ IMC < 23
3 = IMC ≥ 23   ☐

Score de dépistage
(sous-total max. 14 points)   ☐☐

12-14 points: état nutritionnel normal
8-11 points: à risque de dénutrition
0-7 points: dénutrition avérée

Pour une évaluation approfondie, passez aux questions G-R

Evaluation globale

G   Le patient vit-il de façon indépendante à domicile ?
1 = oui   0 = non   ☐

H   Prend plus de 3 médicaments par jour ?
0 = oui   1 = non   ☐

I   Escarres ou plaies cutanées ?
0 = oui   1 = non   ☐

J   Combien de véritables repas le patient prend-il par jour ?
0 = 1 repas
1 = 2 repas
2 = 3 repas   ☐

K   Consomme-t-il ?
• Une fois par jour au moins des produits laitiers?   oui ☐ non ☐
• Une ou deux fois par semaine des œufs ou des légumineuses   oui ☐ non ☐
• Chaque jour de la viande, du poisson ou de la volaille   oui ☐ non ☐
0,0 = si 0 ou 1 oui
0,5 = si 2 oui
1,0 = si 3 oui   ☐.☐

L   Consomme-t-il au moins deux fois par jour des fruits ou des légumes ?
0 = non   1 = oui   ☐

M   Quelle quantité de boissons consomme-t-il par jour ? (eau, jus, café, thé, lait...)
0,0 = moins de 3 verres
0,5 = de 3 à 5 verres
1,0 = plus de 5 verres   ☐.☐

N   Manière de se nourrir
0 = nécessite une assistance
1 = se nourrit seul avec difficulté
2 = se nourrit seul sans difficulté   ☐

O   Le patient se considère-t-il bien nourri ?
0 = se considère comme dénutri
1 = n'est pas certain de son état nutritionnel
2 = se considère comme n'ayant pas de problème de nutrition   ☐

P   Le patient se sent-il en meilleure ou en moins bonne santé que la plupart des personnes de son âge ?
0,0 = moins bonne
0,5 = ne sait pas
1,0 = aussi bonne
2,0 = meilleure   ☐.☐

Q   Circonférence brachiale (CB en cm)
0,0 = CB < 21
0,5 = CB ≤ 21 ≤ 22
1,0 = CB > 22   ☐.☐

R   Circonférence du mollet (CM en cm)
0 = CM < 31
1 = CM ≥ 31   ☐

Évaluation globale (max. 16 points)   ☐☐.☐

Score de dépistage   ☐☐.☐

Score total (max. 30 points)   ☐☐.☐

Appréciation de l'état nutritionnel

de 24 à 30 points   ☐   état nutritionnel normal
de 17 à 23,5 points   ☐   risque de malnutrition
moins de 17 points   ☐   mauvais état nutritionnel

Ref.   Vellas B, Villars H, Abellan G, et al. *Overview of the MNA® - Its History and Challenges.* J Nut Health Aging 2006;10:456-465.
Rubenstein LZ, Harker JO, Salva A, Guigoz Y, Vellas B. *Screening for Undernutrition in Geriatric Practice: Developing the Short-Form Mini Nutritional Assessment (MNA-SF).* J. Geront 2001;56A: M366-377
Guigoz Y. *The Mini-Nutritional Assessment (MNA®) Review of the Literature - What does it tell us?* J Nutr Health Aging 2006: 10:466-487.
® Société des Produits Nestlé, S.A., Vevey, Switzerland, Trademark Owners
© Nestlé, 1994, Revision 2006. N67200 12/99 10M
Pour plus d'informations : www.mna-elderly.com

2.4 STRATÉGIE DE DÉPISTAGE DE LA DÉNUTRITION

Compte tenu de la multiplicité des méthodes de dépistage de la dénutrition et le constat de la multiplicité d'une insuffisance de prise en charge dans la pratique quotidienne, la Direction de l'hospitalisation et l'offre de soins Française (DHOS) a proposé une stratégie globale de dépistage dont la démarche est la suivante (ANAES, 2003) :

Evaluer le premier jour de l'hospitalisation chez tous les malades une perte pondérale (2,5 ou 10%) ou un IMC < 18,5 qui signe l'existence d'une dénutrition probable et conduite à un dosage de l'albumine plasmatique.

Calculer le 2eme jour l'indice de Busby (IRN) pour les malades suspects de dénutrition sur la première évaluation. Ce calcul permet d'écarter les malades dont l'indice serait normal (< 97,6%) malgré un poids bas, et de diagnostiquer les malades gravement dénutris (IRN < 83,5) pour lesquels une prise en charge doit être débutée. Le malade ayant une dénutrition modérée (97,5 < IRN < 83,5%) doit faire l'objet d'une attention particulière (intervention diététique et surveillances étroite de l'état nutritionnel) ;

Réévaluer l'état nutritionnel après une semaine pour les malades dont l'hospitalisation se prolonge, qui ont une maladie hypercatabolisante (ou cachéctisante), une insuffisance d'apport nutritionnel non compensée.

Il est indispensable de créer le comité de liaison alimentation-nutrition à l'hôpital avec comme pour objectif de Coordonner toutes les activités en nutrition et alimentation des patients hospitalisés ; et d'assurer une éducation nutritionnelle de qualité au personnel hospitalier et aux malades (Ricour C., 1997).

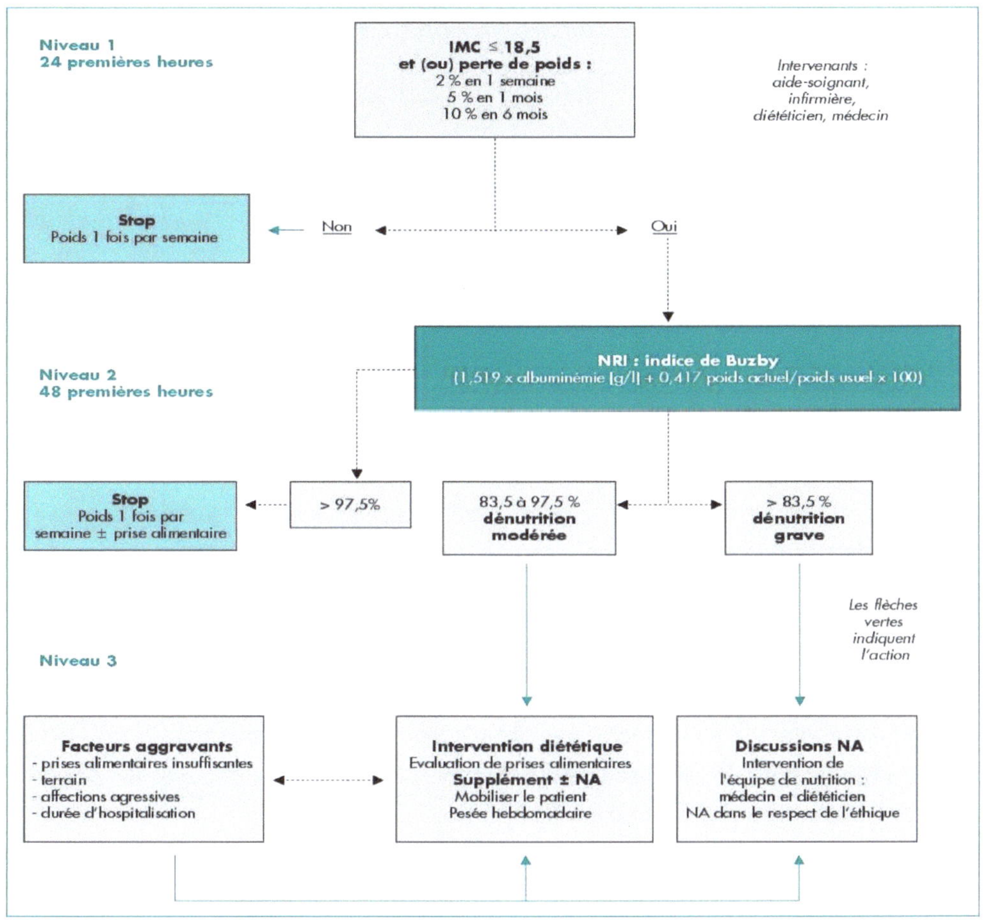

Figure II : Stratégies de dépistage de la dénutrition (Ricour C., 1997).

3 MATERIELS ET METHODES

3.1 Champ de l'étude

Notre étude se déroule dans trois hôpitaux de la Ville province de Kinshasa. Nous présentons dans cette partie, des éléments géographiques, de capacités d'accueils relatifs à ces hôpitaux et les caractéristiques des populations qui les fréquentent. Ces hôpitaux appartiennent à 3 zones de santé de la Ville-province de Kinshasa.

3.1.1 HOPITAL PROVINCIAL DE REFERENCE DE KINSHASA

L'hôpital provincial général de référence de Kinshasa est implanté au centre de la ville de Kinshasa dans la commune de Gombe et fait partie de la zone de santé de Gombe. Il est délimité au Nord par l'avenue Colonel Ebeya ; au Sud par le jardin zoologique de Kinshasa ; à l'Est par l'avenue de l'hôpital ; et à l'ouest par l'avenue Wangata. Sa capacité d'accueil est de 2000 lits.

3.1.2 HOPITAL SAINT JOSEPH

L'hôpital saint Joseph est situé dans la Commune de Limeté, entre la quatorzième et la quinzième rue et fait partie des structures sanitaires de la zone de santé de Limete. Il est limité au Nord par le couvent des pères dominicains ; au Sud par le quartier Motel Fikin ; à l'Est par le Boulevard Lumumba ; à l'Ouest par le quartier Masiala, dans le quartier résidentiel, de la commune de Limeté. Sa capacité d'accueil est de 300 lits.

3.1.3 HOPITAL Général de Référence KINTAMBO

L'hôpital Général de Référence KINTAMBO est situé dans la partie Nord -Est de la ville de Kinshasa et fait partie des structures sanitaires de la Zone de santé de Kintambo. Sa capacité d'accueil est de 600 lits

3.1.4 Caractéristiques de la population étudiée :

Les populations de la ville province de Kinshasa sont caractérisées par la situation économique, sociale, démographique et sanitaire marquée par les indicateurs suivants (office fédéral des migrations suisse, 2014 ; OMS, 2013) :

- 50,3% de la population est Jeune ;

- 15% de taux de chômage ;

- Part des dépenses alimentaires est de 48.8%, Indice de Gini 0,38, La pauvreté y est de 41,6%, le PIB par habitant et par jour est de US$ 0,89 ;

- Le revenu annuel par habitant est estimé à 319 US$: 1 Kinois sur deux vivent avec moins de deux dollars par jour ;

- 52 % des habitants de Kinshasa ont accès à des soins de santé ;

- Le centre de santé est l'infrastructure de santé la plus utilisée autant dans cette province (67,5%) ; en revanche, les hôpitaux sont moins fréquentés (36,6%). (office fédéral des migrations suisse, 2014)

3.2 Type d'étude

Il s'agit d'une étude transversale et descriptive effectuée dans les services de médecines internes et de chirurgies de 3 Hôpitaux de Kinshasa (RDC). Elle décrit la prévalence de la dénutrition en milieux hospitaliers, et les pratiques médicales en nutrition des patients.

3.3 Population d'étude

La population de cette étude est composée des malades âgés de plus de 17 ans et hospitalisés dans les services des hôpitaux susmentionnés.

3.3.1 *Critères d'inclusion et d'exclusion*

Nos patients ont été inclus sur la base des critères ci-dessous qui ont été définis:

- Etre malade âgé de plus de 17 ans et être admis dans les services des hôpitaux sélectionnés ;
- Consentir volontairement à faire partie de l'étude ;

3.4 Echantillonnage et échantillon

3.4.1 *Taille et technique de l'échantillonnage*

Nous avons utilisé la méthode d'échantillonnage probabiliste pour sélectionner les formations sanitaires. Au premier degré, le tirage au sort des 3 zones de santé et, au deuxième degré un tirage au sort des 3 hôpitaux dans lesquels l'étude sera effectuée. Ensuite, il a été tiré dans chaque hôpital un échantillon de 231 patients par la méthode d'échantillonnage non probabiliste de convenance.

3.5 Variables de l'étude

3.5.1 *La variable dépendante :* **La** dénutrition de l'adulte

Un cas de dénutrition est défini par un IMC < 18,5 kg/m2 et une pré albuminémie < 110 mg/l

3.5.2 **Les variables indépendantes**

Les variables indépendantes de notre étude sont les facteurs de risque. Elles sont classées en deux groupes : les variables quantitatives et les variables qualitatives. Les deux tableaux suivants présentent ces variables avec leurs différentes modalités.

Tableau IV : Types de variables quantitatives

Variables quantitatives	Définition	Echelle de mesure
IMC	C'est un indice de corpulence du malade calculé selon la formule : Poids /Taille^2	Intervalle : Moyen, Ecart type
Préalbumine et albumine	Protéines nutritionnelles utilisées pour diagnostic, le suivi et évolution de cas de dénutrition	Intervalle : Moyen, Ecart type
CRP	Protéine qui détecte l'inflammation chez les patients	Intervalle : Moyen, Ecart type
Age	Nombre d'années de vie au moment de l'enquête	Intervalle : Moyen, Ecart type
Durée d'hospitalisation	Nombres de jours réalisés au cours d'une hospitalisation	Intervalle : Moyen, Ecart type

Tableau V : Types de variables qualitatives

Variables qualitatives	Définition	Echelle de mesure
Sexe	Signes physiques sexuels qui distinguent l'homme et la femme	Nominale : Masculin, Féminin
Service d'hospitalisation	Lieu de soins et de séjour du patient	Nominale : Médecine interne, Chirurgie
Motif d'admission	Maladie diagnostiquée figurant dans la fiche médicale	Nominale
Dépistage précoce de dénutrition	Tout cas dont le poids et la taille a été mesuré à l'entrée pour dépister la dénutrition ou le risque de dénutrition	Nominale : Oui, Non

Réévaluation nutritionnelle et Suivi	Cas pour lequel il y avait une fiche de suivi de paramètres nutritionnels et dont le poids a été réévalué.	Oui, Non
Stade dénutrition	Le degré de sévérité de la dénutrition	Ordinale : Leger, modéré, sévère, grave
Dépistage par un agent de santé	Personnel ayant dépisté la dénutrition	Médecin, infirmiers, diététiciens, nutritionniste
Tenue de dossiers médicaux,	La traçabilité d'indices nutritionnels dans les fiches médicaux	Nominale : Bien tenue, mal tenue Bien tenue= tous dossiers contenant le poids, taille, diagnostic de l'évaluation nutritionnel Mal tenue= tous dossiers ne contenant pas au moins 1 de ces éléments
Issu de patients dénutris	Mode de sortie de patient au cours de leur hospitalisation	Nominale : guéris, décès,
Assistance nutritionnelle	Alimentation enrichie, les compléments nutritionnels et les perfusions macromolécules dans le but de traiter la dénutrition	Effectuée, Non effectuée
Evolution de l'IMC au cours d'admission	Comment a évolué l'IMC des patients avec dénutrition au cours de leur hospitalisation.	Stationnaire, effondré d'avantage, Gagné

3.6   Méthodes, technique et outils de collecte de données

Les méthodes utilisées pour notre étude étaient l'enquête et recherche documentaire.

3.6.1 Techniques de collecte des données

Pour collecter les données, nous avons utilisé les techniques suivantes :

- L'observation directe active ;

- Les mesures anthropométriques et les analyses biochimiques ;

- Et l'analyse documentaire, spécialement pour la tenue de dossiers médicaux.

3.6.2 Outils et instruments de collecte des données

Pour atteindre nos objectifs, nous avons élaboré des instruments ci-après de collecte de données :

- Une grille d'observation ;
- Un guide d'analyse documentaire destiné aux dossiers médicaux.

Pour confirmer le diagnostic, les matériels ci-après ont étaient utilisés :

- Une balance pèse –adulte ;
- Un mètre ruban, pour déterminer la longueur de la jambe, afin d'estimer la taille chez les patients alités ;
- Index de Detsky pour les patients non mobilisables ;
- Toise pour prélever la taille ;
- Analyseur BN Prospec et analyseur Dimension RxL pour le dosage de protéines nutritionnelles et inflammatoires.

3.7 CRITÈRES D'APPRÉCIATION ET PROCÉDURES DE MESURE DES VARIABLES

3.7.1 Détermination du poids et de la taille

Le Poids

Chaque patient a été pesé à l'aide de balances électroniques adultes dont la précision est d'au moins 0,5 kg. Les malades déchaussées, en vêtements légers et en position droite.

La taille

La mesure de la taille se fait à l'aide d'une toise murale fixe, droite, verticalement, avec la mesure « 0 » au niveau du sol. Les malades à mesurer se tenaient debout déchaussés, les talons joints, les jambes droites, les bras ballants et les épaules détendues. La mesure se fait à 0,5 cm près.

À partir du poids et de la taille, nous avons calculé l'IMC grâce à la méthode recommandée par l'OMS: IMC=Poids/Taille^2.

3.7.2 Les dosages biochimiques

Dosage des Protéines spécifiques (pré albumine et albumine)

La méthode de dosage utilisée était l'immunonéphélémétrie (analyseur BN Prospec).

Principe : En présence d'anticorps spécifiques, les protéines présentes dans les fluides corporels forment un complexe immun par une réaction immunochimique. Ces complexes dispersent un faisceau lumineux traversant l'échantillon. L'intensité de la lumière dispersée est proportionnelle à la concentration de la protéine dans l'échantillon. Le résultat est évalué par comparaison à un standard de concentration connue. Les valeurs de référence de pré albumine se situent dans la fourchette de 250 à 400 mg /l tandis que celles de l'albumine se situent dans la fourchette de 35,0 à 52,0 g/l.

La protéine C réactive (CRP)

Elle a été dosée par immunoturbidimétrie (analyseur Dimension RxL).

Principe : La CRP humaine s'agglutine sur les particules de latex recouvertes d'anticorps monoclonaux anti-CRP. Les amas de particules sont déterminés par turbidimétrie. Les valeurs de référence se situent dans la fourchette de 0 à 6 mg/l.

3.8 DÉROULEMENT DE L'ÉTUDE

3.8.1 La pré-enquête

Validation des instruments

En vue de vérifier la formulation, la cohérence et la congruence des questions posées, les instruments ont été soumis à un comité d'experts dont un enseignant de l'université Senghor, et deux experts en nutrition au PAM Kinshasa et au PRONANUT.

Pré-test

Le pré test des outils a eu lieu le 03 Mai 2016 à l'Hôpital provincial de référence (HPR) de Kinshasa. Ce pré test a permis aux enquêteurs d'utiliser les outils en situation réelle.

Sélection et briefing des enquêteurs

L'enquête a été réalisée par une équipe de six personnes briefées et habituées à réaliser des mesures anthropométriques pour nous aider à collecter les données. Ils sont sélectionnés selon les critères de niveau d'instruction, d'expérience de participation aux enquêtes nutritionnelles, la moralité, la disponibilité durant toute la période de l'enquête.

Supervision de l'enquête et visites d'observations

Nous avons assuré la supervision des enquêteurs toute la période de la collecte dans un esprit d'amélioration de la qualité des données à collecter. Par ailleurs, nous avons effectué 144 visites d'observation de pratique de soins, soit 48 visites par hôpital (trois visites par semaine) durant 4 mois pour recueillir les informations nécessaires.

3.8.2 L'enquête proprement dite

L'enquête proprement dite s'est déroulée du 05 Mai au 5 septembre 2016. Pendant la collecte des données, les informations recueillies étaient renseignées immédiatement dans les outils de collectes. La vérification du remplissage des outils se faisait chaque soirée. Grace à la maitrise du circuit d'admission de malades, les données ont été collectées de la manière suivante :

- Recueil de données administratives grâce au dossier médical : l'âge, sexe, date d'admission, service d'hospitalisation et le motif d'admission. Analyse du contenu de dossiers médicaux à la recherche des informations nutritionnelles du patient;

- Recueil de données cliniques par les mesures anthropométriques systématiques de patients (poids, taille, et calcul de l'IMC) ;

- Recueil de données biologiques chez les patients avec IMC <18.5, par les dosages de Préalbumine, albumine et CRP. Ces données biochimiques ont été analysée à l'Institut national de recherches biomédicales (INRB) de Kinshasa.

- Réévaluation de l'IMC au cours l'hospitalisation et enfin, des mesures biochimiques anthropométriques à la sortie de chaque malade.

3.9 Validité de l'étude

Les précautions ont été prises pour garantir la validité de nos outils de collecte des données.

Dans le souci d'éviter des biais de mesures de poids et taille, les balances et toises ont été vérifiées par un test sur 30 malades en séjour à l'HPR de Kinshasa.

Les analyses biochimiques ont été confiées à un grand laboratoire de recherche en RDC. Les prélèvements du sang pour analyse avaient respecté toutes les protocoles et précautions d'usage et les standards en la matière. Les enquêteurs étaient de personnels qualifiés et disposant d'une expérience avérée en enquêtes nutritionnelles.

De ce qui précède, les résultats de notre étude reflètent la réalité dans le domaine de la dénutrition de l'adulte en milieux hospitaliers.

3.10 Considérations éthiques

Notre étude a obtenu l'autorisation des médecins directeurs des hôpitaux concernés et l'approbation du Programme National de Nutrition de la RDC. Le consentement oral des patients était obtenu après avoir clairement fourni des explications sur les objectifs et l'intérêt de l'étude. Le secret médical de patients n'a pas était divulgué. En outre, l'anonymat des personnes enquêtées a été garanti par l'utilisation de codes. Pour éviter un surcoût financier de soins des patients, nous avons-nous même financé toutes les analyses biochimiques et payé les enquêteurs.

3.11 Difficultés rencontrées

Nous avons eu quelques difficultés lors de la réalisation de cette étude. C'est notamment l'absence de certains matériels (impédancemétrie pour mesurer la composition corporelle...) et les coûts   financiers de marqueurs biochimiques de la dénutrition à Kinshasa.

3.12 Traitement, saisie et analyse des données

3.12.1 La saisie et contrôle des données

Les données collectées ont été saisies grâce au logiciel Epi-Info 3.2.2, en procédant à la création de masque de saisie, à la création de fichier de contrôle et enfin à l'apurement des données.

3.12.2 Analyse statistique :

L'analyse statistique a été effectuée avec le logiciel SPSS 10 en deux étapes :

Une étape descriptive avec le calcul des fréquences, des moyennes, des médianes, des écarts- type et des intervalles de confiance à 95%. Pour chacune des modalités des variables qualitatives et des moyennes et écarts types pour les variables quantitatives.

L'association entre deux variables quantitatives a été mesurée par le coefficient de corrélation bivariée de Pearson. Le seuil de signification statistique a été fixé à 0.05

a) LIMITES DU TRAVAIL

Cette étude présente quelques limites. Nous pensons principalement à :

- L'absence de la comparaison des résultats avec les données d'autres recherches menées en milieux hospitaliers sur la dénutrition en RDC, à cause du fait que ces données n'existent pas. Ce qui fait de cette étude une première du genre.

- La non prise en compte tous les hôpitaux de Kinshasa. L'extrapolation de conclusions ne devant se limiter qu'aux hôpitaux enquêtés.

- Enfin, il faut reconnaître que notre travail n'a pas pu prendre en compte tous les facteurs qui semblent associés à la dénutrition (entre autres : l'hygiène, niveau socio-économique, sécurité alimentaire dans les ménages…).

4 RESULTATS

4.1 Distribution des patients par hôpitaux et suivant les services :

L'HGPR de Kinshasa était le plus fréquenté avec 39,4% des cas. Dans les services, la chirurgie a été plus fréquentée avec 51,4% des patients.

Tableau VI : Distribution des patients selon leurs fréquentations par hôpital et par service

Services	Hôpitaux visités			
	Joseph n(%)	HGPR Kinshasa n(%)	Kintambo n(%)	Ensemble n(%)
MEDECINE INTERNE	100(52,9)	120(47,2)	93(46,3)	313(48,6)
Hommes	60	70	53	183
Femmes	40	50	43	133
CHIRURGIE	89(47,1)	134(52,8)	108(53,7)	331(51,4)
Hommes	50	77	60	187
Femmes	39	57	48	144
Ensemble	189(29,3)	254(39,4)	201(31,2)	644(100)
Sex ratio	1,4	**1,4**	1,2	1,3

Avec un sex ratio de 1,3, cette distribution présente un nombre d'hommes supérieur au nombre de femmes.

4.2 Etat nutritionnel des patients à l'entrée d'hospitalisation

L'état de dénutrition présente une prévalence moyenne de 36% au sein de la population étudiée.

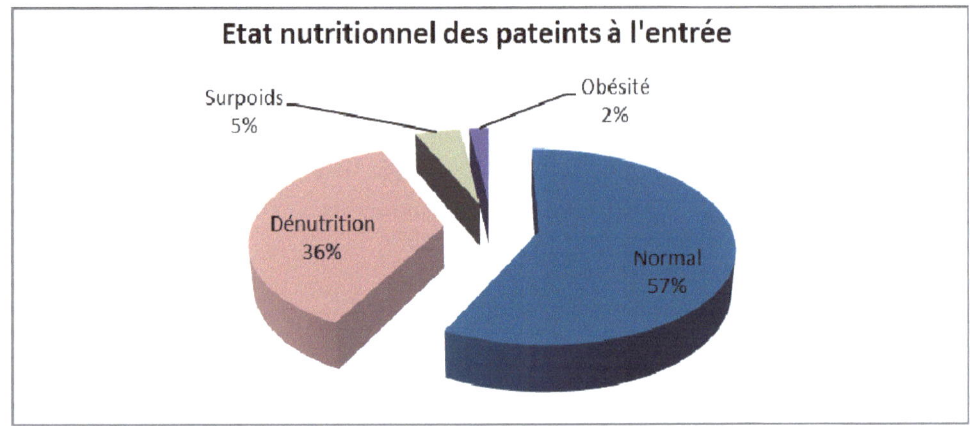

Figure III : Distribution de patients selon leurs états nutritionnels à l'entrée d'hospitalisation

Comme on peut aussi le constater, parmi les malades de notre échantillon, nous avons aussi 2% d'obèses et 5% en état d'embonpoint.

4.2.1 Prévalence de la dénutrition par Hôpital et dans les services

Le service de chirurgie avait 56,7% des cas de dénutrition que la médecine interne (43,3%).

Tableau VII : Distribution de la dénutrition par l'hôpital et dans l'ensemble des services

| HOPITAL | Services | | |
| | Chirurgie | Médecine Interne | Ensemble |
	n(%)	n(%)	n(%)
ST JOSEPH	29(22,1)	26(26,0)	55(23,8)
KINSHASA(HGPR)	54(41,1)	39(39,0)	93 (40,3)
KINTAMBO	48(36,1)	35(35,0)	83 (36,0)
Ensemble	131(56,7)	100(43,3)	231(100)

Le taux de dénutrition en chirurgie comme en médecine interne était plus élevé à l'HGPR de Kinshasa avec respectivement 41,1% et 39%, suivi de l'Hôpital de Kintambo avec respectivement 36,1% et 35%.

4.2.2 *Prévalence de la dénutrition par âge et par sexe.*

L'âge moyen et écart type de la population de l'étude était de 46,5 ± 13,82 ans avec des extrêmes allant de 17 à 79 ans. Le sexe masculin est le plus touché avec 57,6%, p=0,781 (sex - ratio M/F: 1,4)

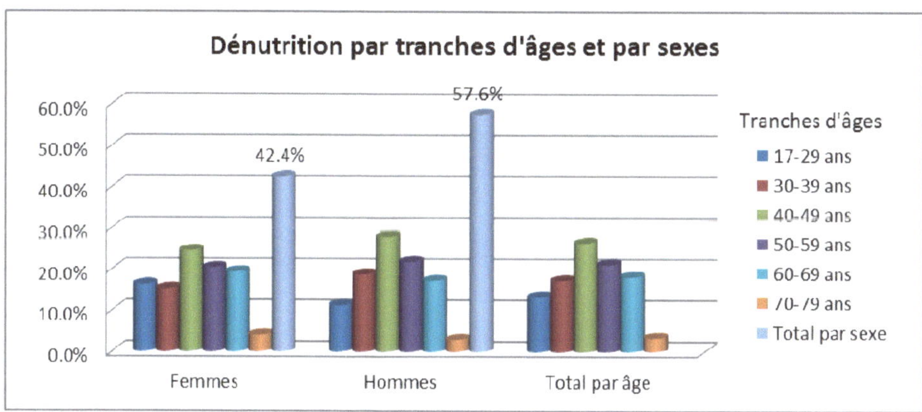

Figure IV : Prévalence de la dénutrition par âge et par sexe

Comme la moyenne d'âge l'indique, la tranche d'âge de 40 à 49 ans est la plus touchée.

4.2.3 *Le séjour hospitalier dans les services*

Le séjour moyen était de 38 ±12,1 jours; avec des extrêmes allant de 15 à 76 jours. La dénutrition était plus élevée chez les patients ayant séjourné entre 45-69 jours à 44,2%. Le séjour le plus long était observé en médecine interne à 51%. La comparaison de la proportion du séjour entre le service de médecine interne et la chirurgie n'a pas montré de différence statistiquement significative (p=0,842843).

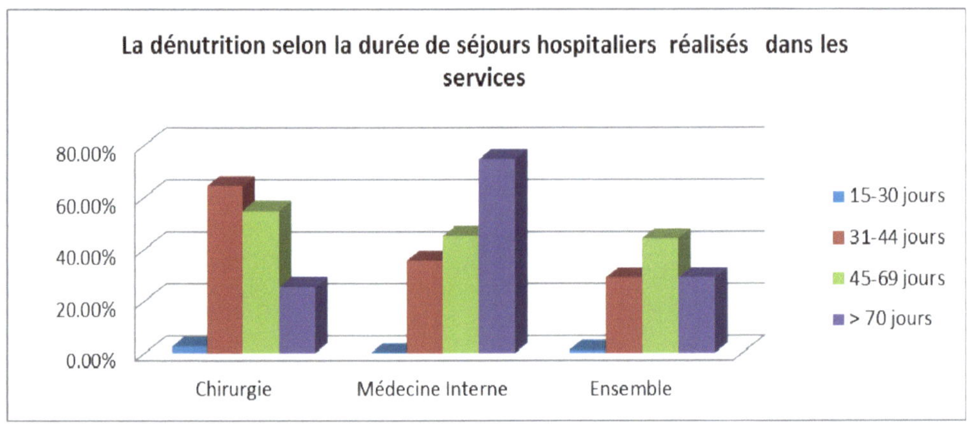

Figure V : Durée de séjours hospitaliers des patients dénutris

4.3 Caractéristiques nutritionnelles (admission, sortie)

4.3.1 Stade de dénutrition (IMC) de l'admission à la sortie

Les moyennes de l'IMC calculées à l'entrée étaient 16,22 ±1,80 Kg /m² avec des extrêmes allant de 9,80 à 18,40 kg/m² et 16,3± 1.89 Kg /m², avec des valeurs extrêmes allant de 9,80 à 19 Kg /m² à la sortie. La différence de moyennes comparées n'était pas statistiquement significative (p=0,842376).

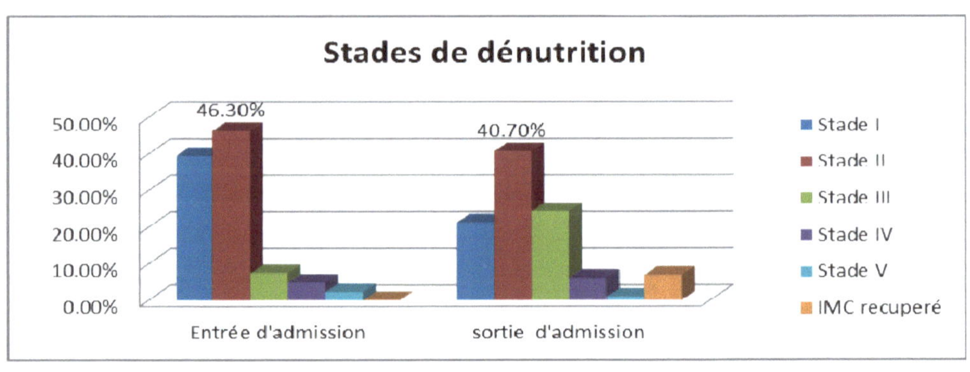

Figure VI : Distribution de cas selon les stades de dénutrition

4.3.2 Motifs d'hospitalisations (médicales et chirurgicales):

Les fractures complexes réduites par ostéosynthèses étaient la cause principale d'hospitalisation en chirurgie tandis qu'en médecine interne, le SIDA venait en tête avec 19,7%.

Tableau VIII : Motifs d'hospitalisation par service

Motifs d'hospitalisation	Services	
	Chirurgie (N=114) n (%)	Médecine interne (N=117) n (%)
AVC	0(0)	6 (5,3)
Broncho-pneumonies	0(0)	9(7,7)
Cancers	7(6,0)	0(0)
Cirrhoses hépatiques	0(0)	7(6,0)
Polytraumatismes	30(26,3)	0(0)
Fascillites nécrosantes	3(2,6)	0(0)
Fractures-ostéosynthèses	11(9,6)	0(0)
Gangrènes	6(5,3)	0(0)
Laparotomies diverse (OIA, PIT…)	15(13,2)	0(0)
Malabsorptions intestinales	0(0)	7(6,0)
Pieds diabétiques	0(0)	5(4,3)
Méningo-Encéphalites	0(0)	9(7,7)
Ostéomyélites	4(3,5)	0(0)
Pancréatites	0(0)	4(3,4)
Septicémies	0(0)	15(12,8)
SIDA	0(0)	23(19,7)
TBC osseuses	7(6,0)	0(0)
Autres	0(0)	23(15,6)

* Autres: diabète sucré, gastroentérites, hépatites, I.C, BPCO, hémorragies digestives, et éthylisme chronique

Toutes les maladies causales de la dénutrition répertoriées étaient catabolisantes.

4.4 Marqueurs biochimiques de dénutrition (admission-sortie)

Tous les dénutris avaient un effondrement de pré albumine et albumine à l'admission et à la sortie tandis que la CRP était élevée aux cours des mêmes périodes et leurs moyennes comparées entre elles montraient une différence statistique significative p=0.00001.

Tableau IX : Paramètres biologiques à l'entrée et à la sortie

Biologie	Moyennes, ET, extrêmes à l'entrée	Moyenne, ET, extrêmes sortie	p value (<0.05)
Pré albuminémie	96,5 ± 11,30mg/l [50,0-110 mg/l]	94,8± 18,7mg/l [50-156 mg/l]	0,236728
Albuminémie	31,0± 4,14g/l [19,0-35,0 g/l]	29,60± 4,04 g/l [19-37 g/l]	0,00493
CRP	7,5 ±3,4 mg/l[1,0-13,0 mg/l]	5,4± 2,4 mg/l [1-9 mg/l]	0,00001

La lecture des résultats des valeurs biologiques de ce tableau montre globalement une détérioration de la situation nutritionnelle des malades hospitalisés entre l'admission et la sortie. Ceci serait dû au phénomène de catabolisme durant leur l'hospitalisation et éventuellement au manque de prise en charge nutritionnelle.

4.5 Evolution nutritionnelle et clinique des patients au cours de l'hospitalisation

4.5.1 Evolution de l'IMC

Au cours de l'hospitalisation de ces malades, 77,7% des dénutris avaient un risque de perdre leurs IMC ou de rester stationnaire. Seuls 22,5% ont eu un gain de l'IMC, 42,5% ont connu une stagnation de l'IMC alors que 35,5% ont enregistré une perte de l'IMC.

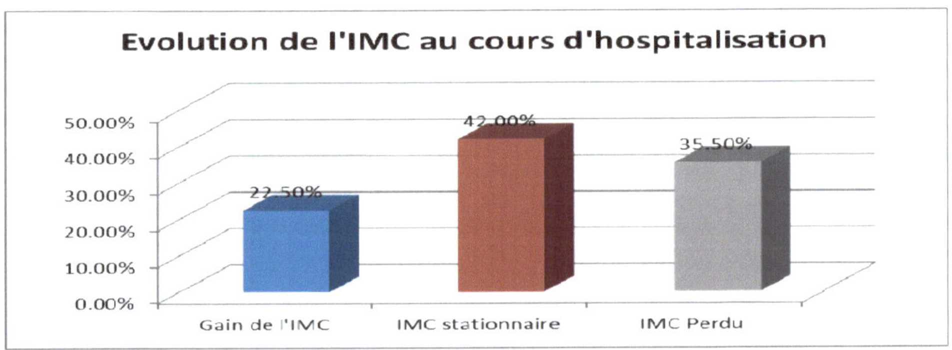

Figure VII: Répartition de cas selon l'évolution de l'IMC au cours d'admission

La différence moyenne de l'IMC au cours de l'hospitalisation est de 0,0342 ± 0,24900 Kg /m², avec extrême allant de -0,40 à 0,80 Kg /m².

Pourquoi ce risque ?

4.5.2 Issu clinique de patients

Toutes pathologies confondues, la prévalence de la mortalité globale s'élève à 40%. Elle était plus remarquée chez les malades avec hypo-albuminémie inférieure à 30g/l à l'admission.

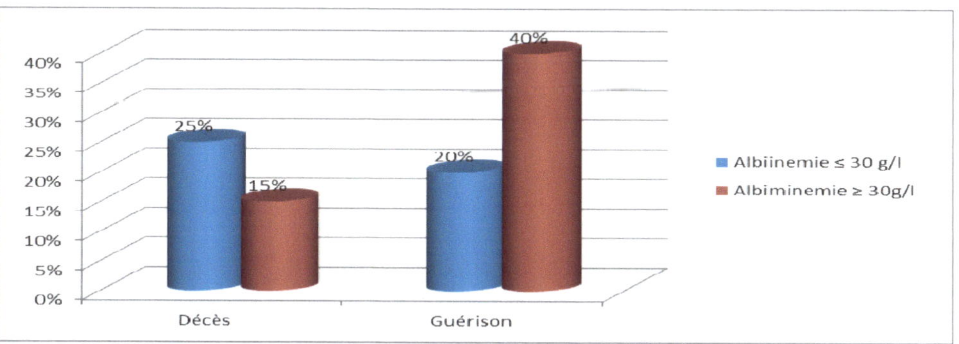

Figure VIII : Mortalité hospitalière de la dénutrition par albuminémie

4.6   Les pratiques médicales

4.6.1 Dépistage de dénutrition réalisée par les professionnels de santé

En milieux hospitaliers, l'évaluation initiale systématique et répétée de l'état nutritionnel n'est que rarement faite.

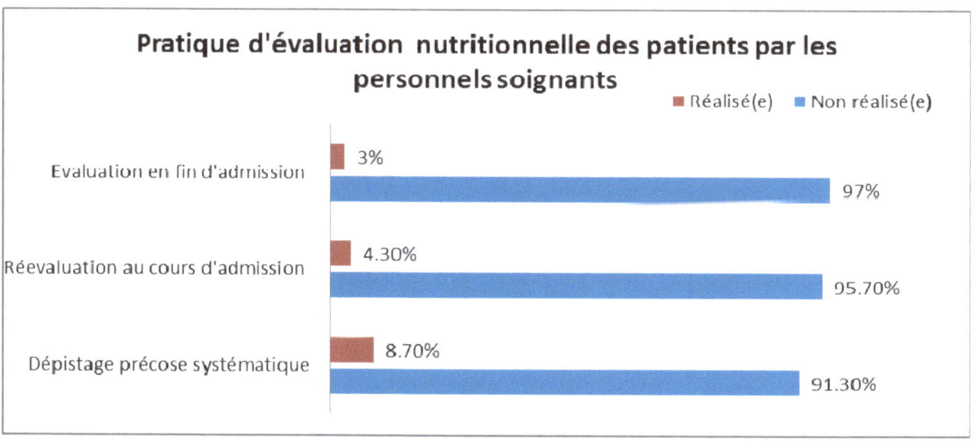

Figure IX : Pratique médicale de l'évaluation nutritionnelle des malades

4.6.2 Catégories des personnels de santé ayant fait le dépistage

Concernant les catégories des personnels de santé faisant le dépistage, il ressort que 7 % sont des infirmiers contre 1,7% des médecins. Ce dépistage constitue un diagnostic simple mais rarement posé en pratique médicale.

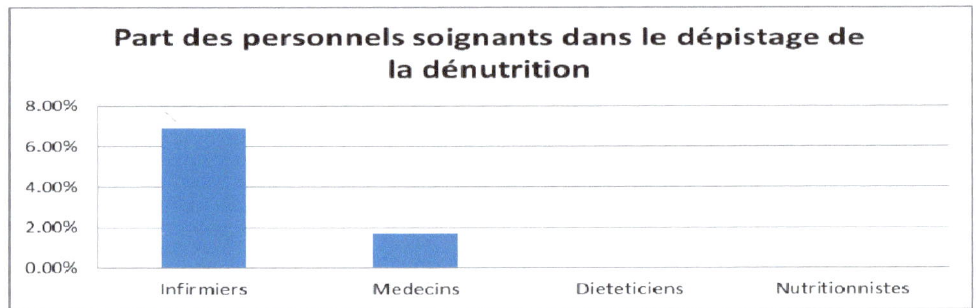

Figure X : Part des personnels soignants dans le dépistage de la dénutrition

4.6.3 L'utilisation des outils d'évaluation nutritionnelle par les soignants

Tous les outils de dépistage et de suivi de la dénutrition sont sous utilisés par les hôpitaux.

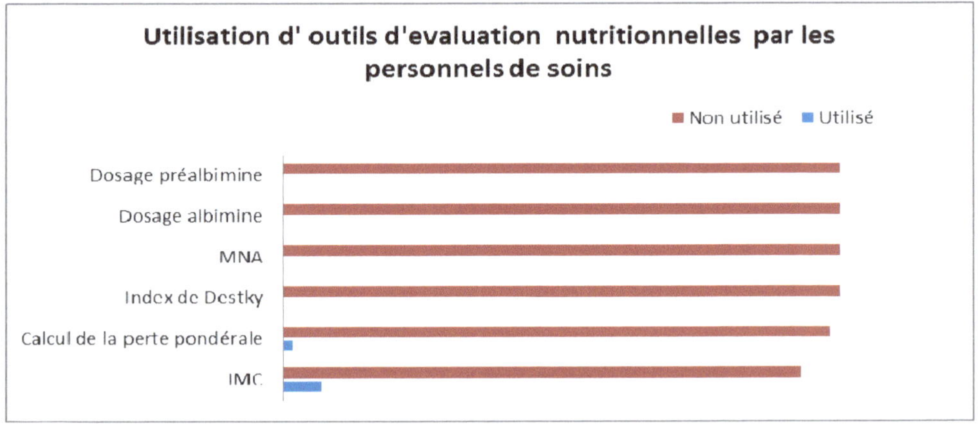

Figure XI : utilisations d'outils d'évaluation nutritionnelles par les personnels soignants.

Il importe de signaler que sur les 6 outils évalués, 4 ne sont même pas utilisés dans les 3 hôpitaux de Kinshasa de notre étude. L'IMC ressort comme l'outil utilisé mais utilisé seulement dans 7% des cas.

4.6.4 La tenue des dossiers médicaux

L'analyse des dossiers médicaux révèle un manque d'attention aux aspects nutritionnels ; 60% d'entre eux ne portent pas de diagnostic nutritionnel, 96.5% n'ont pas de données sur l'IMC, et 93% ne portent pas de prescriptions nutritionnelles.

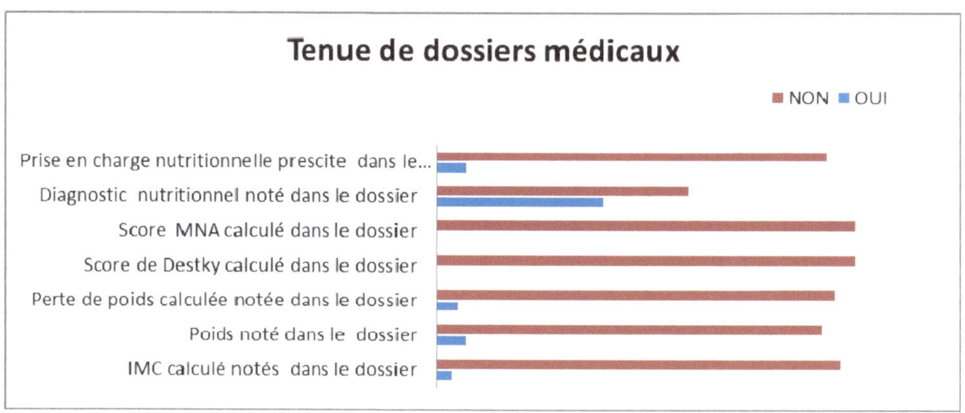

Figure IX : Distribution selon indices nutritionnels dans la tenue de dossiers médicaux

4.6.5 La Prise en charge nutritionnelle

93.1% de dénutris n'avaient pas bénéficié de la prise en charge nutritionnelle.

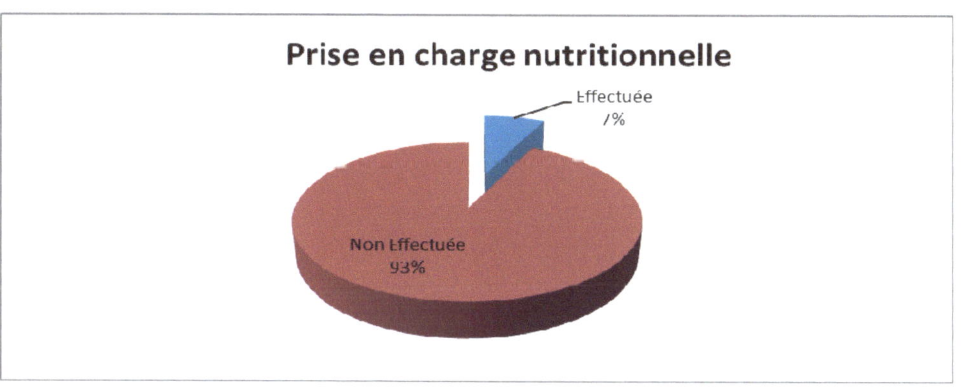

Figure XII : Prise en charge nutritionnelle des patients dénutris

5   DISCUSSION

La recherche sur la dénutrition hospitalière est une des thématiques beaucoup moins exploitées en République Démocratique du Congo.

Notre étude passe pour la première du genre et partant constitue une analyse préliminaire de la question et un potentiel élément susceptibles de référence pour orienter et enrichir les politiques nutritionnelles du pays.

5.1.   Prévalence de la dénutrition chez les patients hospitalises

Notre étude a permis de relever une prévalence de 36% de dénutrition de malades à leur admission, quel que soit le motif de leur hospitalisation. La dénutrition constitue donc un problème sous-jacent aux maladies causales.

L'hôpital général provincial de référence de Kinshasa est le plus fréquenté par les patients avec 39,4% que les autres hôpitaux, ceci s'expliquerait probablement par son caractère hospitalo-universitaire et sa réputation dans les prestations des soins. Le service de chirurgie est plus fréquenté par ces malades (51,4% des patients). Ce taux élevé de fréquentation s'expliquerait par des accidents de circulation plus fréquents et plus remarqués avec la poussée des taxis moto dans la ville de Kinshasa ces derniers temps et aussi par des cas de violences notées avec le « phénomène Kuluna : banditisme armée ». En plus, il y a les recours pour des graves pathologies pourvoyeuses d'une surveillance médicale et prise en charge très complexes qui étaient orientées vers cette structure compte tenu de sa position d'un hôpital de référence provincial.

La prévalence de la dénutrition dans cet hôpital de Kinshasa atteint 40,3% et reste plus élevée par rapport aux deux autres hôpitaux, car étant une structure hospitalo-universitaire. Certaines études montrent que la prévalence de la dénutrition est plus élevée au sein des hôpitaux universitaires que dans les hôpitaux généraux (André van gossum, 2007).

Les résultats sur le taux de prévalence de la dénutrition obtenus corroborent avec plusieurs études publiées, notamment, ceux d'HAS qui estiment que 20 à 50 % des patients hospitalisés sont dénutris (Haut Comité de la Santé Publique, 2000) et de Paul Wiesel et 30% des patients sont dénutris à l'Hôpital (Paul Wiesel). Le taux de prévalence de dénutrition trouvé reste inférieur aux résultats de Kamel et al qui notent une prévalence de 63% en milieux hospitaliers (Kamel, 2000).

En ce qui concerne les services, la prévalence de la dénutrition reste élevée en chirurgie (56,7%) par rapport à la médecine interne (43,3%). Ceci pourrait s'expliquer par le nombre élevé de cas d'accidents du trafic routier bien que d'autres causes pourraient aussi l'expliquer. Toutefois, la dénutrition n'est pas liée au service (p=0,842843). Ces résultats s'alignent avec ceux de Gin et al, qui montrent que la prévalence de la dénutrition était plus élevée en chirurgie de 21% qu'en médecine qui a 19% (GIN et al, 2001 cité par ANES, 2003). Par ailleurs, ils ne s'alignent pas avec la tendance des résultats de Zazzo qui avait noté une prévalence élevée en médecine interne soit 43,3% contre 15,8% en chirurgie (Zazzo, 2008).

Pour ce qui est de l'âge, la tranche d'âge de 40 à 49 ans demeure la plus touchée (26,4%). L'âge moyen de patients dénutris était de 46,5 ans ± 13,82 ans. Ces résultats restent semblables à ceux de Muller et al. Par contre, ils ne corroborent pas avec une étude de Pirlich et al. Ces derniers ont trouvé que la dénutrition était plus importante chez les sujets âgés de plus de 70 ans, soit 42,3% contre seulement 7,8% chez les sujets de moins de 30 ans (Pirlich et al cité par Brocker, 2008).

Cette différence de résultats s'explique d'une part, par un nombre très réduit de personnes âgées hospitalisées en absence de services des gériatries où s'est déroulée notre étude. D'autre part un bon nombre de personnes de cet âge fréquentent moins les hôpitaux pour des raisons socio-culturelles en dépit de leurs vulnérabilités et la faible espérance de vie de Congolais.

Sinon, la dénutrition n'est pas liée à l'âge car toute personne exposée aux facteurs de risque de dénutrition en souffrirait. D'ailleurs, McWhirter et Pennington (1994) notent que 40 % (âgés de 16 à 64 ans) présentent un problème de dénutrition à leur entrée à l'hôpital.

En ce qui concerne le sexe, de même que l'étude de Denis et al (Denis et al cité par l'ANES, 2003), la dénutrition avait une prédominance masculine soit 57,6% contre 42,4% des femmes. Toutefois, la différence entre les deux sexes n'était pas trouvée significative (p=0.781). La dénutrition touche les personnes quelques soit leur sexe, de la même manière ; si elles sont exposées aux facteurs de risques de dénutrition.

La grande variabilité de résultats obtenus, peut s'expliquer par le pays et le type de population étudiée; aussi par sexes ; les classes d'âge; par le manque de consensus sur le diagnostic de la dénutrition ; la multiplicité des pathologies et les outils utilisés pour le diagnostic. Néanmoins, son taux élevé informe qu'il s'agit d'un véritable problème de santé publique. Déjà, ces résultats, démontrent qu'il faut inclure le dosage de marqueurs biochimiques de la dénutrition (albumine ou pré albumine) dans les bilans pré opératoires et dans le suivi de patient opéré ou non, en vue d'adapter et /ou d'instaurer précocement leurs prises en charges nutritionnelles.

La moyenne de séjour hospitalier des malades était de 38 jours avec des extrêmes allant de 15 à 76 jours ; 44,2% des cas de dénutrition avaient un séjour hospitalier compris entre 45-69 jours. Ceci corrobore avec les résultats de Ferguson et al qui ont révélé que la pré albuminémie basse et l'albuminémie < 35 g/l sont associées à une hospitalisation prolongée (Ferguson et al.1993 cité par ANES, 2003).

Par ailleurs, le stade II était le degré de sévérité le plus rencontré à l'admission et sortie des patients (46,3 à 40,7%). Le syndrome inflammatoire a persisté au début et à la fin de l'hospitalisation (73,2 - 43%). La persistance de ce syndrome inflammatoire a contribué à l'augmentation du métabolisme et la survenue ou l'aggravation d'une dénutrition. La dénutrition est donc en grande partie de nature catabolique (dénutrition endogène), sans écarter la probabilité d'une carence chronique d'apport antérieure à l'agression aiguë. En conséquences, le taux de mortalité était de 40%, comme dans l'étude (Ferguson et al.1993 cité par ANES, 2003). Et pourtant, la reconstruction du métabolisme de ces sujets par l'apport d'une ration calorique et protéinique précoce et adapté, la prise en charge de la maladie causale et du syndrome inflammatoire pouvait réduire la morbi-mortalité. Selon MC Clave, la mort survient indépendamment de la cause de la dénutrition lorsque 50 % de la masse protéique normale est épuisée, mais la survenue d'une complication favorisée par la dénutrition peut conduire au décès avant l'épuisement des réserves (Mc Clave SA et al, 1992).

5.2. Utilisation des outils de dépistage et de suivi nutritionnel par les hôpitaux

Le dépistage ou l'évaluation nutritionnelle systématique de malades n'est pas institué. Les formats de fiches des malades ne sont pas conçus de manière à faciliter le dépistage et le suivi nutritionnels. La rubrique consacrée au dépistage nutritionnel ne figure pas sur les outils disponibles dans les hôpitaux. C'est aussi le cas avec la fiche de surveillance et de consommation alimentaire qui n'existe pas.

Cependant, l'outil anthropométrique standard reconnu par l'OMS de l'IMC est sous utilisé à 6,9% et aucun marqueur biochimique de la dénutrition n'est pas dosé.

L'analyse globale des dossiers avait montré que 60 % de ces derniers n'avaient pas un diagnostic de la dénutrition inscrit (posé) et les paramètres, anthropométriques comme le poids et l'IMC y étaient rarement rapportés soit respectivement 6,9% et 3,5%. Fabien Zazzo, avait fait la même observation, dans moins de 10 % des dossiers médicaux figurent le poids, la taille, l'indice de masse corporelle ou la notion d'une perte de poids récente (Zazzo et al, 2010).

5.3. Pratiques des soins en nutrition

5.3.1. Directives et politiques nationales sur la dénutrition des malades

La déclaration de politique de santé de la RDC adoptée en 2001 n'aborde en aucun endroit le thème de dénutrition. Par conséquent, les différents instruments qui en emmènent tels que la politique nationale de nutrition, et les différentes stratégies telles que le protocole de prise en charge de la malnutrition aiguë, … continuent perpétuer la même déficience.

D'une manière générale, le système hospitalier congolais ne dispose pas de politiques institutionnelles coordonnées autour de l'alimentation-nutrition (CLAN) en faveur des malades qui le fréquentent. Aucun hôpital ne possède les services de restaurations des malades.

5.3.2. Organisation en nutrition dans les hôpitaux de l'étude

En dépit de la prévalence de la dénutrition relevée dans ces hôpitaux, il est à constater que le paquet d'activités des hôpitaux et services enquêtés souffre d'une intégration des activités relatives à la nutrition. La question de dénutrition chez les adultes ne fait pas partie du paquet d'activités. Le service de nutrition porte rarement sur la malnutrition de l'enfant.

Ceci étant, l'ampleur de la dénutrition quasi présente et silencieuse échappe aux personnels soignants.

5.3.3. Dépistage de la dénutrition dans les hôpitaux de l'étude

Dans les pratiques médicales observées, seulement 8,7% de dépistage de dénutrition ont été explicitement pratiqué par les personnels soignants (7% par les infirmiers et 1,7% par les médecins), et la réévaluation au cours de l'hospitalisation n'est intervenue que dans 4,3%.

Cette prise en compte insuffisante des problèmes nutritionnels, découle de l'absence de politiques ; des stratégies et d'organisation en nutrition des malades ; des lacunes et insuffisance de personnels de santé en nutrition mais aussi de l'ignorance, et la sous-estimation de la dénutrition comme facteur de comorbidité. Ces résultats corroborent avec l'étude de Ricour C., qui note que l'évaluation initiale systématique et répétée de l'état nutritionnel n'est que rarement faite (Ricour C. 1998). Et selon l'étude de Suominen, la dénutrition était dépistée chez seulement 15,2% patients par les infirmiers (Suominen, 2009).

5.3.4. Des stratégies de prise en charge de la dénutrition dans les hôpitaux de l'étude

La dénutrition ne retient pas l'attention de décideurs, spécialement des équipes cadres des hôpitaux. Lors d'un séjour hospitalier, un patient ne consommait pas 70 % de sa ration protéino-énergétique, l'exposant à une véritable « dénutrition nosocomiale » (Zazzo et al 2010). Malgré ça, elle reste insuffisamment diagnostiquée et insuffisamment traitée à l'hôpital (Ooleed Noordally, 2009).

Dans le cas typique de 3 hôpitaux de Kinshasa, 93% des patients de notre série ne recouvraient pas une assistance nutritionnelle non seulement à cause de pénurie de moyens thérapeutiques, humains et financiers mais aussi parce que les directives techniques sur la prise en charge de la dénutrition dans les hôpitaux font défaut.

Nous estimons réellement que cette étude constituera une base épidémiologique importante capable d'aider dans l'orientation sur la priorisation de la dénutrition comme un problème de santé publique, la définition de stratégies cohérentes et adéquates de réponse y afférentes et la mise en place d'un système de surveillance.

5.4. Vérification des hypothèses et des objectifs

Les objectifs poursuivis avec cette recherche étaient de déterminer la prévalence la dénutrition en milieux hospitaliers, déterminer les outils diagnostic et de suivi utilisé par les personnels soignants et d'évaluer les pratiques de soins en nutrition. En effet, ces objectifs ont été effectivement atteints.

Deux grandes hypothèses ont été formulées pour ce travail. La première présomption était que la prévalence hospitalière de la dénutrition était elevée et passait inaperçue dans les hôpitaux de Kinshasa. Cette hypothèse a été confirmée car la prévalence de 36% et aucune connaissance sur l'ampleur de ce problème n'était connue des équipes cadres de ces 3 institutions hospitalières.

Notre deuxième présomption basée sur les pratiques médicales disait que la dénutrition était rarement dépistée; suivie et prise en charge par les professionnels de santé et partant tous les outils de dépistage étaient sous utilisés. Il a été mis en en évidence la sous-utilisation alarmante de tous les outils de dépistage et de suivi de dénutrition par les personnels soignants.

Enfin, au regard du cadre conceptuel de cette étude, nous avons relevé que les pratiques de soins en nutrition sont caractérisées par l'absence d'organisation de services de nutrition pour adresser la dénutrition; l'absence des politiques et des stratégies de dépistage et prise en charge de la dénutrition ; l'insuffisance de la prise en compte de problèmes nutritionnels de patients par les personnels soignants ; la rareté des informations nutritionnelles dans les dossiers médicaux des patients. Ce tableau montre des pratiques défavorables à l'amélioration de la qualité de vies de patients.

CONCLUSION

Notre étude sur la dénutrition en milieux hospitaliers de Kinshasa est transversale descriptive. Elle fut conduite auprès de 644 malades hospitalisés dans les services de chirurgie et médecine interne des 3 hôpitaux de Kinshasa (RDC), durant 4 mois.

Les objectifs de cette étude étaient de déterminer la prévalence la dénutrition, le niveau d'utilisation des outils diagnostic et de suivi par les personnels soignants et d'évaluer les pratiques de soins en nutrition afin de dégager des recommandations.

La *prévalence* de la dénutrition en milieux hospitaliers de Kinshasa a été établie à 36%. Elle est plus élevée chez les patients de la tranche d'âge de 40 à 49 ans (26.4 %). Elle augmente le nombre de jours d'hospitalisation car 43,9% des patients avaient un séjour hospitalier entre 45-69 jours. Cette dénutrition n'affecte pas différemment les cas en chirurgie et en médecine interne (p=0,842843) et n'affecte pas aussi différemment les cas selon le sexe masculin et le sexe féminin (p=0,781).

La dénutrition au stade II (16,0 - 16,9 IMC) est le degré de sévérité le plus rencontré à l'admission et à la sortie (46.3 - 40.7%). La persistance de l'inflammation au cours du traitement (p<0.05), le déficit en protéines lié à l'action du catabolisme (p<0.05), l'absence de PEC nutritionnelle et la diminution d'apports alimentaires au cours de la maladie n'ont permis d'induire une amélioration de l'état nutritionnel des patients suivis. L'IMC moyen n'a pu fortement évoluer de l'admission à la sortie (de 16.22 ±1,80 Kg /m² à 16.3± 1.89 Kg /m² ; p=0,842376). Un taux de mortalité spécifique de 40% a été enregistré parmi nos malades, car décédés au cours de l'hospitalisation surtout ceux ayant l'hypo-albuminémie inferieure à 30g/l.

Cette dénutrition évaluée dans les 3 hôpitaux de Kinshasa était plus élevée aux cours de polytraumatismes (26.3 %), du VIH - SIDA (19.7%), des laparotomies pour abdomens chirurgicaux (13.2%), de septicémie (12.8%); de suites opératoires pour ostéosynthèses pour fractures complexes (9.6%), de bronchopneumonies et de meningo-encéphaliques avec (7.7%) à chacun ; TBC osseuses, cancers, cirrhoses (6.0%) à chacun et enfin les gangrènes, et AVC et (5.3%).

Il n'existe pas, au niveau national, de politique et des stratégies de management de dénutrition au niveau hospitalier. Par conséquent, les pratiques professionnelles sur la nutrition des malades hospitalisés sont moins développées voire absentes. Dans le même angle, les outils de dépistage sont sous utilisés, dans plus de 95%. L'évaluation nutritionnelle des patients est quasi absente ou insuffisamment réalisée (8.7%).

Le système de suivi nutritionnel des patients ne fonctionne pas dans 95% des cas et d'assistance nutritionnelle. Et partant, 94% des dossiers médicaux de malades ne portent pas les informations nutritionnelles (poids, taille, IMC, PB…).

RECOMMANDATIONS

Au terme de cette recherche, il importe au regard des résultats obtenus de recommander ce qui suit :

a) **Au Programme national de nutrition organe technique du Ministère de la santé publique:**

- Elaborer une politique relative à la nutrition clinique dans les politiques nutritionnelles du pays, en accordant plus d'attention à la dénutrition hospitalière ;

- Introduire dans les ordinogrammes « un outil standard de dépistage » de la dénutrition applicable dans tous les hôpitaux »

- Promouvoir une profession de diététistes et nutritionniste ;

- Plaider pour la formation des équipes spécialisées à vocation transversale pluridisciplinaire notamment le comité alimentation/nutrition pour coordonner les soins nutritionnels dans les hôpitaux ;

- Subventionner l'approvisionnement des hôpitaux en matériels et produits nutritionnels afin de garantir une prise en charge nutritionnelle appropriée.

b) **Ministère de la recherche scientifique**

- Promouvoir la création des centres de recherche en nutrition humaine en RDC

c) **Aux autorités de chaque hôpital concerné par notre étude :**

- Instaurer la gastronomie hospitalière (restauration et hôtellerie) et de l'intégrer dans les soins aux malades comme la nutrition thérapeutique ;

- Promouvoir la formation et le perfectionnement des personnels soignants en nutrition;

- Promouvoir la collaboration interdisciplinaire au tour du patient;

- Élaborer des directives et des standards dans les domaines du dépistage de risque ou de dénutrition, du suivi et de monitoring de l'état nutritionnel des patients

- Equiper les différents services en matériels de dépistage de la dénutrition (impéndamètre, MUAC, …) en vue de systématiser le dépistage de la dénutrition dans les unités de soins.

d) **Aux professionnels de santé** :

- Evaluer systématiquement l'état nutritionnel des patients admis dans chaque service de l'hopital;

- Insérer dans chaque dossier médical du patient les résultats de l'évaluation et du suivi de l'état nutritionnel ;

- Orienter les patients sur leur alimentation à chaque visite quotidienne du médecin ;

- Procéder à une anamnèse alimentaire et au suivi l'état nutritionnel des patients présentant un risque de dénutrition ou une dénutrition au cours de leur prise en charge;

- Assurer le suivi systématique de la prise d'aliments et sa consignation.

REFERNCES BIBLIOGRAPHIQUES

1. Agence Nationale d'Accréditation et d'Évaluation en Santé « ANAES » (2003) : Evaluation diagnostique de la dénutrition protéino-énergétique des adultes hospitalisés, Service des recommandations professionnelles, pp.122.

2. Analyse, Marqueurs de la dénutrition, in Carences nutritionnelles, étiologies et dépistage

3. ANDRÉ VAN GOSSUM et al (2007), La dénutrition en milieu hospitalier, sante publique des enjeux médicaux mais aussi économiques (Bruxelles). n° 3, p1-6.

4. Avignon. A et al (2001), Cahiers de nutrition et diététique, éd Masson, pp.163.

5. Bach Ngohou et al (2008), Evaluation clinico-biologique de la dénutrition, Paris Masson, pp 1-9

6. Bailey KV, Ferro-Luzzi A (1995), Use of body mass index of adults in assessing individual and community nutritional status. Bull World Health Org; p673-80.

7. Buzby GP, et al (1988). A randomized clinical trial of total parenteral nutrition in malnourished surgical patients: the rationale and impact of previous clinical trials and pilot study on protocol design. Am J Clin Nutr; 47, P357-65.

8. Cadre Intégré de classification de la Sécurité alimentaire en RDC 2012 cité dans la PN RDC 2013, pp 8-10

9. Cano NJ (2002) Metabolism and clinical interest of serum transthyretin (prealbumin) in dialysis patients. Clin Chem Lab Med 40: 1313-9

10. Chumlea WC, et al (1985), Estimating stature from knee height for persons 60 to 90 years of age. J Am Geriatr Soc, p116-20).

11. Corish CA, Flood P, Mulligan S, Kennedy NP. Apparent low frequency of undernutrition in Dublin hospital in-patients: should we review the anthropometric thresholds for clinical practice? Br J Nutr 2000; 84(3):325-35.

12. Crenn P. Dénutrition - Malnutrition : principes du traitement. Revue Française Paris: SFBC; 1994. p. 61-7.

13. Desport JC, Zazzo JF(2006), Aspects économiques de la nutrition artificielle en milieu hospitalier. In: Cano N, Barnoud D, Schneider S, Vasson MP, Hasselmann M, Leverve x, editors. Traité de Nutrition Artificielle de l'Adulte Nourrir l'homme malade, Paris.

14. Detsky, A.S et al (1987), what is subjective global assessment of nutritional status.JPEN, p8-13.

15. Edwards SL. Malnutrition in hospital patients:where does it come from ? Br J Nurs1923;7(16):954-74

16. PRONANUT (2013), Politiques Nationale de nutrition de la République Démocratique du Congo (RDC), 2013, pp 7-10

17. Ethgen O, et al (2005), assessing the cost of undernutrition to the Belgian health care system. Sensitizing day - June.

18. FERRY M et al (2007), Nutrition de la personne âgée : aspects fondamentaux, cliniques et psychosociaux, 3e éd Masson, paris, pp303

19. Genton L et al, When does malnutrition become a risk? In: Lochs H, Thomas DR, editors. Home care enteral feeding. Nestlé nutrition workshop serie, clinical and performance program. Basel: Karger; 2005. p. 73–88 (10).

20. Gin H, et al (2001). Le risque de dénutrition et la dénutrition à l'hôpital : enquête un jour donné. Cah Nutr Diét, 36(3) p185-8.

21. Haut Comité de la Santé Publique (2000), Pour une politique nutritionnelle en France. Editions ENSP ; disponible sur internet www.hcsp.ensp.fr.

22. Haute Autorité de la Santé (2007), Stratégie de prise en charge en cas de dénutrition protéino-énergétique chez le sujet âgé, disponible sur internet www.has-sante.fr.

23. Institut National de la Santé et de la Recherche Médicale (1999), Carences nutritionnelles. Étiologies et dépistage. Paris: INSERM, Collection Expertise Collective.

24. International Federation of Clinical Chemistry, Shenkin A, et al (1996), Laboratory assessment of protein-energy status. Clin Chim Acta; 253.

25. Jacotot B et al (2003) Nutrition humaine, éd masson, paris, p 186

26. Keller U, Luthy J, Meier R, et al. La dénutrition à l'hôpital. Bull Med Suisses 2006;87:826-31

27.Keys A, Brozek J, Henshel A, et al. The Biology of Human Starvation. Minneapolis: University of Montana Press, 1950.

28.MCCLAVE SA et al, Differentiating subtypes (hypoalLuminemic vs marasmic) of protein-calorie malnutrition: incidence and clinical significance in a university hospital setting. J Parenter Enteral Nutr 1992, 16: 337-342

29.McWhirter JP, Pennington CR. Incidence and recognition of malnutrition in hospital. BMJ 1994; 308 (6934):945-8.

30.Melchior JC,Thuillier F.Evaluation de l'état nutritionnel. In: Leverve X, Cosnes J, Erny P, Hasselmann M, editors. Traité de nutrition artificielle de l'adulte. Paris:M. Guéna; 1998. p. 415–32).

31.Ministère des affaires sociales et de la santé publique (2005), Plan national nutrition santé pour la Belgique 2005-2010.

32.OALEED NOORDALLY (2009), La dénutrition en milieu hospitalier, unité 1020 CHU BRUGMANN, BRUXELLES 22/10/2009, pp57.

33.office fédéral des migrations Suisse (2014), le système sanitaire à Kinshasa §30, p1-7 https://www.sem.admin.ch/dam/data/sem/internationales/herkunftslaender/afrika/cod/COD-med-lage-f.pdf consulté le 2/01/2017

34.Organisation mondiale de la Santé (2013), Stratégie de coopération avec les pays 2009-2013: RDC, p 8. Genève www.document.minisanterdc.cd/detail.php?id_doc=25

35.Pirlich M; et al, prevalence of malnutrition in hospitalized medical patients: Impact of underlying disease. Dig Dis 2003; 21: 245-51

36.Ricour C(1998), Stratégie de la prise en charge nutritionnelle à l'échelle d'un hôpital. In Traité de nutrition artificielle de l'adulte. M Guéna éd, SFNEP p 631-636.

37.Suominen MH et al, How well do nurses recognize malnutrition in elderly patients? Eur J Clin Nutr 2009; 63:292-6.

38.Tan YS, et al. (1992) Prevalence of protein calorie malnutrition in general surgical patients. Ann Acad Med Singapore; p 334-8.

39.*T. Cudennec, L. Teillet, 2003, Les marqueurs de la dénutrition in Mise au point, Successful Aging SA*

40. Thérond P(1994) Évaluation de l'état nutritionnel, In Société Française de Biologie Clinique, et al, Cahier de formation biochimie. Assurance qualité. Tome II.éd SFBC; Paris, p 205-8.

41. Waitzberg DL et al (2001) Hospital malnutrition: the Brazilian national Survey (IBRANUTRI): a study of 4000 patients. Nutrition). disponible sur internet.

42. Weinsier RL, Hunker EM, Krumdieck CL, Butterworth CE. Hospital malnutrition. A prospective evaluation of general medical patients during the course of hospitalization. Am J Clin Nutr 1979;32(2):418-26.

43. Zazzo j (2008) L'Alimentation à l'Hôpital, Un réel enjeu de Santé, Colloque du 23 janvier 2008 éd meah, Paris, pp35

44. Zazzo j et al (2010) Dénutrition ; une pathologie méconnue en société d'abondance, PNNS paris, pp94

45. (CRMDM, 2003, Recommandations pour le bon usage de la nutrition entérale et parentérale et de l'assistance nutritionnelle chez l'adulte, CRMDM, commission nutrition, www.chu-tours.fr/crmdm

46. RDC, 2000, Déclaration de politique nationale de nutrition.

47. RDC, 2001, Politique nationale de la santé, Présidence de la République, 23pp.

48. RDC, 2013, Politique nationale de nutrition, Primature.

49. RDC, 2016, Prise en charge intégrée de la malnutrition aiguë, PCIMA, Protocole national.

50. UMVF, Diagnostic de la dénutrition et de ses facteurs de risque, Support de cours (version PDF), Université Médicale Virtuelle Francophone, 9pp

www.ingramcontent.com/pod-product-compliance
Lightning Source LLC
Chambersburg PA
CBHW040924110726
48006CB00001B/59